SCARLETT WEINSTEIN-LOISON

La salud empieza
en los intestinos

*Causas, consecuencias y tratamientos naturales
de las enfermedades intestinales
en todas las etapas de la vida*

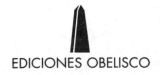

EDICIONES OBELISCO

Si este libro le ha interesado y desea que le mantengamos informado
de nuestras publicaciones, escríbanos indicándonos qué temas son de su interés (Astrología,
Autoayuda, Ciencias Ocultas, Artes Marciales, Naturismo, Espiritualidad, Tradición…)
y gustosamente le complaceremos.

Puede consultar nuestro catálogo en www.edicionesobelisco.com.

*Los editores no han comprobado la eficacia ni el resultado de las recetas, productos, fórmulas técnicas,
ejercicios o similares contenidos en este libro. Instan a los lectores a consultar al médico o especialista
de la salud ante cualquier duda que surja. No asumen, por lo tanto, responsabilidad alguna
en cuanto a su utilización ni realizan asesoramiento al respecto.*

Colección Salud y Vida natural
LA SALUD EMPIEZA EN LOS INTESTINOS
Scarlett Weinstein-Loison

1.ª edición: septiembre de 2015

Título original: *La santé commence par les intestins*

Traducción: *Pilar Guerrero*
Maquetación: *Marga Benavides*
Corrección: *M.ª Ángeles Olivera*
Diseño de cubierta: *Enrique Iborra*

© 2012 Le Souffle d'Or
(Reservados todos los derechos)
Derechos negociados por medio de Abiali Afidi Ag.
© 2015, Ediciones Obelisco, S. L.
(Reservados los derechos para la presente edición)

Edita: Ediciones Obelisco, S. L.
Pere IV, 78 (Edif. Pedro IV) 3.ª planta, 5.ª puerta
08005 Barcelona - España
Tel. 93 309 85 25 - Fax 93 309 85 23
E-mail: info@edicionesobelisco.com

ISBN: 978-84-9111-014-9
Depósito Legal: B-17.331-2015

Printed in Spain

Impreso en España en los talleres gráficos de Romanyà/Valls S. A.
Verdaguer, 1 - 08786 Capellades (Barcelona)

Agradecimientos

Mis pensamientos más cariñosos y todo mi agradecimiento son para mi madre, Trudi Zöschg, que siempre me ha enseñado a tener en cuenta el más ínfimo signo de vida en la vastedad de la naturaleza. Guardiana de las medicinas tradicionales de su país, el Tirol austríaco, ha sido una perseverante y simpática instigadora de mi orientación profesional.

Entre los seres auténticos que poblaron mi infancia, pienso con gratitud en mi tía Marie Mair, que me supo transmitir su destacable sabiduría en el terreno de la fitoterapia. Me viene a la mente un bonito día de verano; ella tenía 83 años y fue capaz de recorrer 13 km a pie en el Zillerthal sólo para enseñarme las preciosas plantas de la salud en su medio natural. Mi pareja, Gilles Loison, formó parte de esta excursión silvestre por los Alpes austríacos; le agradezco haberme acompañado durante mis múltiples viajes, aportándome su apoyo y sus consejos.

Doy también las gracias a mis pacientes por la confianza depositada en mí, que fue un auténtico motor de superación para ofrecerles lo mejor de mis aprendizajes y descubrimientos. Entre mis pacientes, algunos se convirtieron en amigos, como es el caso de Éliane Ferrer, cuya presencia y colaboración con mis textos fue de gran ayuda.

Sólo puedo mencionar mi admiración por los trabajos del profesor Karl Ransberger y la luz que éstos arrojaron sobre mi comprensión del proceso enzimático, así como por los trabajos del profesor Hans Nieper, portador de esperanzas en el ámbito de la reparación celular.

He tenido la suerte de conocer al doctor Jean-Pierre Willem, cuya erudición y sentido humanista han sido siempre un modelo para mí. Recuerdos amistosos van también para René Pical, conservador de plantas en la Facultad de Farmacia de Montpellier, por su pasión comunicativa con las plantas y su buena voluntad en todo momento, así como para mi amigo Jean-François Brando, por su pasión por la fitoterapia y la exactitud de sus conocimientos.

Finalmente, un recuerdo agradecido para mis colegas naturópatas y los valientes médicos que defienden las terapias naturales en un tiempo en que eran vistos como utópicos o, peor, como sospechosos e ilegales. Gracias a su coraje y determinación, procurar cuidados naturales ya no parece una tarea ilegítima.

Prefacio

En materia de salud, no todos somos iguales. Existen disparidades entre individuos, entre familias y entre grupos étnicos; a menudo son resultado de nuestras propias capacidades para producir enzimas digestivas, diferentes de un individuo a otro o de un grupo a otro. Estas mismas producciones enzimáticas pueden ser variables entre un bebé y otro, según cómo haya sido el parto de cada cual, según cómo haya sido su período de lactancia, e incluso varían en un mismo individuo de una edad a otra, dependiendo del uso que dé a su sistema digestivo.

Quizás tú mismo seas víctima de estas disparidades, como si la mala suerte te hubiese señalado con el dedo o hubiese señalado a tu familia…

Cuando yo era niña, observaba estas desigualdades entre mis compañeros de escuela, algunos de los cuales coleccionaban ausencias por reiteradas dolencias infecciosas, otros tenían siempre mala cara, ojos hundidos, acusando numerosos problemas digestivos; otros no dejaban entrever sus problemas asmáticos en clase, pero todos sabíamos que sus vacaciones estaban perfectamente programadas en centros de salud… Al lado de éstos, los robustos y fuertotes parecían provocativamente sanos. Había un vocabulario específico para la infancia que marcaba con el sello de la fatalidad esos estados de mala salud: delicadito, debilucho, enclenque…

Hubo un tiempo aciago en que el biberón se presentaba como una manera supermoderna de alimentar a los bebés, mucho mejor que la leche materna, más completa y saludable, además de mucho más cómoda para las mamás. Desde entonces, se viven auténticos dramas por culpa de la leche de vaca y lo pagamos todos, años, decenas de años después, la inadaptación de esa alimentación artificial para bebés. ¿Cuántos adultos son víctimas de lo que podríamos llamar «generación del biberón»?

Cuando llega la adolescencia, las consecuencias de esta mala alimentación artificial se manifiestan con reglas dolorosas, acné rebelde, articulaciones frágiles, anemias inexplicables, fatiga y un rosario de problemas ORL con sinusitis y rinofaringitis.

A la luz de mis conocimientos actuales, el 80 por 100 de estos estados de mala salud podrían haberse evitado si se hubiese tenido en cuenta la importancia de la función intestinal y si se hubiese normalizado.

En los adultos, se llega a instalar la idea de estar destinado a ser un enfermo perpetuo, como si se hubiera nacido con la mala salud a cuestas, como si esa desigual distribución de la salud fuera una inexorable ley natural, tan normal como que haya leones y gorriones en el mundo… Pero ¿alguien cree que en el mundo salvaje hay leones asmáticos, gorriones con hepatitis, ciervas bronquíticas o ardillas con acné? No. Eso no existe porque, en el mundo salvaje, cada cual sigue sus reglas de vida particulares para su especie, sin cambiar de categoría alimentaria.

En el caso de los mamíferos, los cachorros se alimentan exclusivamente de la leche de sus madres hasta que logran la madurez digestiva necesaria para pasar a la alimentación sólida. Pero los humanos nos salimos de nuestros límites constantemente. No todo lo que se puede comer se puede digerir automáticamente; **y lo que no se digiere no permanece en estado neutro dentro del sistema digestivo,** sino todo lo contrario: **fermenta y se pudre,** pudriendo el resto del bolo alimenticio y provocando, a la larga, un desequilibrio profundo del medio intestinal.

Las enfermedades que se desprenden se deben tanto a intoxicaciones repetitivas como a carencias por disfunción intestinal y la parcial capacidad para asimilar nutrientes.

La inadaptación alimentaria consiste en imponer al sistema digestivo unas moléculas alimentarias para las que no dispone de enzimas. Es decir, tijeras químicas capaces de fraccionar esas moléculas hasta hacerlas asimilables.

Otro ejemplo nos lo dan nuestras mascotas. En la actualidad les damos croquetas, galletas, dudosas carnes enlatadas desprovistas de ácidos grasos insaturados, de vitaminas y de enzimas. Así, en nuestros animales proliferan las enfermedades digestivas, cardíacas, inflamatorias, cancerosas y degenerativas…

En general, los seres humanos gastamos mucho tiempo y esfuerzo en cambiar el mundo sin aceptar las reglas de vida natural ¡aunque su necesidad esté científicamente demostrada! **En el ámbito intestinal que aquí nos ocupa, la justa comprensión de nuestras necesidades alimentarias, los factores generadores de desequilibrio intestinal, así como los medios naturales para restaurar el ecosistema digestivo, nos autorizan a iniciar la vía correcta hacia la salud.**

Esta obra se propone sensibilizar al lector de la necesidad de tratar la función intestinal con toda la atención que se merece… Restablecer los ecosistemas digestivos e intestinales cuando han sido desestabilizados… Y así deshacerse del abanico de dolencias intestinales, como el cáncer, con sus 16.000 muertos al año, y también las patologías secundarias a la porosidad intestinal como las enfermedades por intoxicación y las enfermedades autoinmunes.

Los tratamientos que preconizo tienen en cuenta las mejores aportaciones de la investigación actual, así como de los conocimientos ancestrales de los Alpes de mi infancia; éstos me fueron enseñados por mi madre, que los heredó de su cultura tirolesa.

Siempre he sentido un enorme respeto por la medicina popular, pacientemente elaborada en el laboratorio del tiempo y en la cual, actualmente, se interesan los científicos, confirmando su sabiduría ancestral. También hablaré del uso de los arándanos, de la raíz de angélica, de la melisa y del hipérico; hablaré de los lácteos, que desaconsejo vivamente aunque apruebe el moderado consumo de algunos derivados como el kéfir, algunos yogures, el suero o la leche de yegua y de burra, que pueden llegar a ser herramientas terapéuticas en el marco que nos ocupa.

Las soluciones naturopáticas son muy eficaces pero hay que entenderlas como un complemento a la medicina alopática, por ello aconsejo exámenes médicos que permitan una evaluación exacta del nivel de gravedad de cada patología.

Las cuestiones evocadas son, a menudo, muy complejas, y mi mayor problema en la redacción de este libro ha sido hacerlas comprensibles para las personas preocupadas por su salud o interesadas en métodos naturales en este ámbito.

Cada uno de nosotros es diferente, tanto por su personalidad como por sus reacciones físicas. Nuestras capacidades inmunitarias, hormonales, enzimáticas, varían de un individuo a otro y de una edad a otra. De este hecho, es absurdo aconsejar una sola terapia para todo el mundo que comparta una misma dolencia. Por ello me parece ajustado exponer, en primer lugar, mis análisis sobre las diferentes patologías intestinales para, en un segundo tiempo, ofrecer orientaciones terapéuticas. Mi objetivo no es escribir un libro de recetas generales, sino abrir un campo de posibilidades en materia dietética y de reparación del medio intestinal.

Capítulo 1

Comprender el sistema intestinal para escoger el tratamiento adecuado

Desarrollar el tema del paso de los desarreglos intestinales hacia las patologías más graves es la parte más ardua de esta obra. No es fácil de entender de buenas a primeras, así que felicito al lector por sus esfuerzos, pero se trata de un capítulo necesario para comprender los mecanismos que protegen nuestras vidas. Y es que, cuando se encuentran las causas, se encuentran las soluciones.

Desde la boca hasta el ano, todo el aparato digestivo está poblado de una flora microbiana más o menos abundante cuyo papel consiste en ayudar a la digestión, la asimilación de los alimentos y la eliminación de deshechos.

Las dolencias intestinales provienen de un desequilibrio en la flora, a inflamaciones, a deformaciones o a lesiones de la mucosa. A menudo, los problemas empiezan por una insuficiencia de bacterias buenas en la flora y una fuerte instalación de bacterias patógenas que ocupan el lugar de las bacterias beneficiosas.

Esta situación provoca estreñimiento, diarreas o gases muy molestos. Cuando este estado se prolonga, la mucosa acaba alterándose, se inflama, se deforma, aparecen divertículos —que son una especie de hernias–, las uniones o puertas de penetración de los nutrientes, situadas en la mucosa intestinal, se distienden, **y se instala la porosidad intestinal; entonces, la mucosa ya no es capaz de hacer su papel de filtro, las toxinas, los agentes patógenos y las moléculas grandes se introducen en la sangre y la linfa.** Frente a estas moléculas indeseables, a fin de controlarlas, nuestro organismo desencadena los anticuerpos en masa. Esta situación desencadenará estrategias de rechazo, **rechazo rápido en el caso de alergia y rechazo lento e insidioso en el caso de las enfermedades autoinmunes.**

Paralelamente a estos desórdenes, tiene lugar la intoxicación sanguínea, el hígado se ve desbordado por la abundancia de toxinas y cada vez es menos capaz de triar lo que vale y lo que no, dando signos de fatiga y dejando pasar un gran número de deshechos metabólicos a la sangre. Así conseguimos tener una sangre contaminada que alimentará nuestros órganos y tejidos con todas las toxinas. Según en qué órganos se concentren las toxinas, asistiremos a lo que denomino artrosis toxínica, que representa más del 80 por 100 de las artrosis globales; pero también aparecen dermatosis diversas (acné, eczema, psoriasis), problemas pulmonares, cerebrales, etc.

Aquí tenemos todo el proceso patológico del que derivan diferentes enfermedades con sus particulares causas, que son el objetivo de este libro.

Para comprender bien sus causas y sus efectos, conviene aclarar de manera precisa los múltiples roles de la flora y la mucosa intestinal.

- **La producción de enzimas y metabolitos** (células satélites cargadas de enzimas que se desprenden de la mucosa intestinal para repartir las preciosas enzimas en el seno mismo del bolo alimenticio). **Esta función capital permite la división de los alimentos en moléculas infinitamente pequeñas: los nutrientes.**

  Dichos nutrientes, gracias a su pequeñísimo tamaño, pueden atravesar la barrera intestinal, mientras que las moléculas grandes, inasimilables, se evacuarán en forma de heces. Sólo los nutrientes serán filtrados por la mucosa intestinal para, vía sangre y linfa, construir y mantener en buen estado los diferentes tejidos.

- Con sus 100.000 millones de bacterias que reagrupan 400 espacios diferentes, **la flora beneficiosa impide la instalación de bacterias patógenas, de virus y de hongos o parásitos.** La naturaleza tiene *horror vacui...* Este punto se verifica particularmente en el ámbito intestinal: cuanto más ocupado está por bacterias de las buenas, menos riesgo tiene de verse invadido por agentes patógenos.

- Gracias a la flora intestinal y a sus dos kilómetros de bacterias beneficiosas, la mucosa intestinal se mantiene sana, **puede desempeñar su papel perfectamente bien y producir del 70 al 80 por 100 de nuestros anticuerpos.** Así, los macrófagos (anticuerpos) intervendrán rápidamente frente a, por ejemplo, las bacterias patógenas que fagocitarán rápidamente.

- **La buena flora produce también vitaminas, como la K, la B_{12}, B_9, H, B_2 y B_5.**

  Cada una tiene un rol preciso en el organismo, y el deterioro del medio intestinal puede ocasionar carencias, a veces graves... El ejemplo de la carencia de vitamina K es muy significativo: **la vitamina K** se encuentra en la verdura verde, **pero la que producimos nosotros en nuestro organismo es la más útil;** interviene, en el hígado, sintetizando la protrombina, indispensable para la coagulación de la sangre. Su carencia, en caso de flora inoperante, puede provocar sangrados e incluso hemorragias internas. En las mujeres, las reglas abundantes suelen estar relacionadas con un desorden intestinal y una carencia en vitamina K, coronándose todo el problema con una anemia pertinaz...

  - *La vitamina B_{12} es indispensable para la formación de la sangre (glóbulos rojos). Se encuentra en numerosos alimentos (como la carne roja y la leche). Su carencia comporta anemia por defecto*

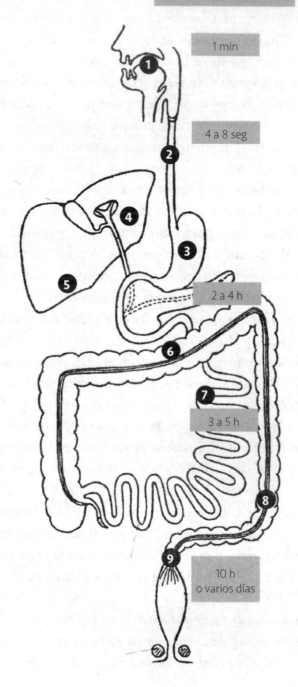

Duración de la digestión:
de 24 a 72 horas

1 min

4 a 8 seg

2 a 4 h

3 a 5 h

10 h
o varios días

14

La digestión consiste en transformar los alimentos, mediante procedimientos químicos y mecánicos, en elementos pequeños y asimilables: los nutrientes.

1. La boca inicia la transformación de los alimentos mediante la masticación y la salivación. Entonces se secreta la enzima amilasa, que desencadena la digestión de los glúcidos.

   Dos condiciones favorecen la salivación y optimizan la producción general de enzimas: un apetito real que viene del estómago y la atracción visual y olfativa por comida deliciosa.

2. En el esófago, tras la deglución, el bolo alimenticio es conducido hacia el estómago a través de movimientos sucesivos.

3. En el estómago intervienen jugos gástricos y numerosas enzimas, como la pepsina, que es capaz de digerir las proteínas. El bolo alimenticio, por amasamientos sucesivos, se transforma en una especie de papilla: el quimo.

4. El hígado es la central de depuración de la sangre, debe eliminar los deshechos, una parte de los cuales ya ha sido depurado por la bilis.

5. La vesícula biliar crea la bilis y la envía al duodeno por el canal colédoco, para contribuir a la degradación de las grasas.

6. El páncreas juega un papel clave en la digestión, gran productor de enzimas, proteasa (para digerir proteínas), lipasa (para digerir grasas) y amilasas pancreáticas (para la digestión de glúcidos). También produce bicarbonato de sodio para neutralizar la acidez del estómago.

7. El intestino delgado asegura el 90 por 100 de la absorción de los nutrientes. Las numerosas vellosidades que lo tapizan abarcan 350 m^2, es decir, que la superficie de intoxicación, en caso de porosidades, es muy notable. A razón de 12 contracciones por minuto, el quimo progresa hacia el colon.

8. El colon asegura la descomposición de los elementos no digeridos durante las fases anteriores. Son, esencialmente, las bacterias las encargadas de esa digestión final, pero hay una enzima concreta, la celulasa, la encargada de digerir fibras y residuos. Su presencia en poca cantidad es la causa de muchos gases en las hinchazones de vientre. Cuando el colon se ve perturbado por esas fermentaciones, el intestino delgado también se resiente.

9. El recto concentra los residuos deshidratados de la digestión y dispone en sus paredes de receptores que envían impulsos nerviosos hacia la médula espinal; ésta, a su vez, envía impulsos al sistema parasimpático, hacia el colon, el recto y el ano. Esta última intervención es la que permite al ano expulsar los residuos gracias a un esfínter externo voluntario.

de absorción, la gravísima anemia de Biermer con fuertes diarreas o estreñimiento, la bajada de glóbulos rojos y problemas neurológicos derivados.

- *La vitamina B$_9$ interviene, también, en la composición sanguínea y en el metabolismo de ciertos aminoácidos; se encuentra en la verdura fresca y su carencia provoca anemia y problemas de crecimiento.*
- *La vitamina H interviene en la síntesis de ácidos grasos y, aunque la encontramos en los alimentos, se sintetiza principalmente gracias a las bacterias de la flora intestinal. Su carencia es rara y provoca inflamaciones de la piel y problemas psíquicos.*
- *La vitamina B$_2$ también es producida por la flora intestinal. La encontramos en el hígado, los huevos y la leche; su carencia provoca inflamación de la córnea con baja agudeza visual.*
- *La vitamina B$_5$ interviene en forma de coenzima en la transformación de los ácidos grasos. Su carencia es casi inexistente.*

Este capítulo no estaría completo sin hacer mención de un factor de equilibrio poco conocido pero no por ello poco importante; se trata del **ácido propiónico. Este ácido, secretado en el colon, comporta la producción de todas las especies de bacterias bífidas.** Según las observaciones del profesor Henri Beerens, «*El ácido propiónico es electivo y selectivo de la flora bífida*».

El colon tiene una necesidad constante e incesante de ácido propiónico. En los bebés, éste no aparece si no se dan buenas condiciones en su nacimiento y en su lactancia materna, ambas juntas, ni si sufre la agresión de ciertos aditivos, conservantes y medicamentos (particularmente los antibióticos) que lo destruyen.

En su forma exógena (por aportación externa), el ácido propiónico sólo se encuentra raramente en alguna verdura extraña. Hay una planta que lo contiene: el ginkgo biloba, conocida por su resistencia excepcional a las bacterias, virus, hongos, insectos y contaminaciones de todo orden; es incluso resistente a la radiactividad de

Hiroshima. Es decir, cuenta con la fabulosa protección del ácido propiónico.

En la alimentación, las bacterias propiónicas se emplean para la fabricación de quesos suizos y del Jura, particularmente en queso comté, que es, de lejos, el queso de vaca más digesto.

La acción anticélulas cancerosas de las bacterias propiónicas ha sido científicamente demostrada y se parece a la acción del ácido butírico que se encuentra en la mantequilla cruda.

La regulación del tránsito depende de la calidad de la flora intestinal. Asegurando la digestión, las bacterias beneficiosas permiten el avance del bolo alimenticio. Dos evacuaciones de heces al día son completamente normales y deseables, aunque una sola deposición al día también es normal. Las heces deben estar perfectamente moldeadas, deben deslizarse agradablemente al salir y su evacuación debe proporcionar sensación de alivio. Se considera estreñimiento cuando sólo se evacúa cada dos días o más.

Cuando el tránsito se ve perturbado de forma crónica, se observa un alargamiento del intestino, lo que aumenta el estreñimiento. El enfermo cree que tiene un intestino demasiado largo y por eso tarda tanto en evacuar, favoreciendo el estreñimiento, pero es al revés: el estreñimiento alarga la tripa. **Las hemorroides consecutivas a deposiciones frecuentes provocan estreñimiento crónico.**

– La protección del aparato urogenital es otro factor beneficioso para conservar una buena flora intestinal. Evitando la colonización de bacterias patógenas en los intestinos, evitaremos su migración hacia el aparato urinario **y las infecciones urinarias que aparecen como consecuencia, tanto en hombres como en mujeres. Las inflamaciones prostáticas afectan, fundamentalmente, a hombres con desarreglos intestinales** con focos bacterianos implantados desde hace tiempo.
– En las mujeres, el aporte de bacterias beneficiosas es necesario y positivo tanto para la flora intestinal como la flora vaginal. **En la**

mujer embarazada, esa buena flora garantiza la salud de la madre y el bebé por la simple oposición de bacterias buenas contra bacterias patógenas. El suplemento de probióticos (bacterias buenas) y el aporte de prebióticos (que favorece el desarrollo de éstas) debe convertirse en una costumbre para toda mujer embarazada y para su bebé (como veremos en el capítulo sobre bebés). Son las buenas bacterias de la madre las que permiten al bebé desarrollar su propia flora cuando atraviesa el canal vaginal para venir al mundo.

— **Las secreciones pancreáticas y biliares dependen de la tonicidad del duodeno,** que se ubica en la salida del estómago, produciendo la hormona secretina, estimula la secreción del jugo pancreático y favorece la producción de colecistoquinina, que, por su parte, favorece la evacuación biliar. Las secreciones enzimáticas dependen, por tanto, de la salud del intestino a partir del duodeno mismo. En las personas mayores, la pérdida de funcionalidad del duodeno les provoca digestiones lentas y disminuye su capacidad para digerir cada vez más alimentos; la normalización del medio intestinal resulta, en consecuencia, indispensable y la suplementación de enzimas es necesaria para optimizar la digestión.

Muy sensible a las inflamaciones y a las úlceras, el duodeno también se beneficia de tratamientos reparadores del medio intestinal, cuya primera consecuencia es la recuperación de las funciones pancreáticas.

La absorción de nutrientes se sitúa en torno al 90 por 100 en el intestino delgado

Cuando el bolo alimenticio llega al intestino delgado, sólo está parcialmente digerido. Con el concurso de los jugos pancreáticos, la bilis y el moco intestinal, **el intestino se convierte en el lugar de**

transformación de los alimentos en sustancias extremadamente pequeñas: los nutrientes.

Luego, los nutrientes son conducidos por la corriente sanguínea y la linfática. Entonces, la sangre cargada de nutrientes, pasa por el hígado, central depurativa cuyo papel es filtrar las impurezas de la sangre… Cuando la función intestinal está perturbada, se acumulan toxinas y agentes patógenos que pasan a la sangre y luego al hígado.

Ante la considerable tarea que le espera, el hígado puede fatigarse y, cuando esto sucede, no filtra correctamente, dejando pasar impurezas y toxinas que regresarán a la sangre ya filtrada e irán a parar a todos los tejidos.

A partir de ahí, empezarán a aparecer patologías secundarias derivadas del primitivo desorden intestinal y que se expresarán en el ámbito muscular, articular, óseo, neurológico y dermatológico: **las toxinas se incrustan en los tejidos y ocupan el lugar de los elementos estructurales propios de éstos.** Las bacterias, dispersadas así por el organismo, darán lugar a **infecciones recurrentes,** por ejemplo ORL en los niños o pulmonares en los adultos.

Debido a su estructura vellosa, la superficie de absorción del intestino delgado es de 350 m^2, es decir, que el campo de contaminación que ofrece, cuando la flora se vuelve patógena y la mucosa se inflama, se desestructura y se hace porosa, es digna de consideración.

La excesiva producción de moco es uno de los aspectos más frecuentes de los desarreglos intestinales, que se expresa normalmente en la piel mediante dermatosis de tipo acneico, hiperseborrea, psoriasis, eccema o úlceras varicosas; en la vagina pueden aparecer leucorreas o pérdidas blancas; en los pulmones podemos encontrar mocos que predisponen a las bronquitis, a las sinusitis…

La organización interna de los intestinos está, sin embargo, maravillosamente constituida

Durante el paso del bolo alimenticio al intestino, las células epiteliales que recubren la mucosa intestinal se despegan para añadir al bolo las enzimas digestivas.

Si este medio es deficiente y las células epiteliales son escasas, no se producen suficientes enzimas digestivas. La digestión resulta entonces incompleta y se acompaña de fases de fermentación largas, putrefacciones con la instalación de bacterias patógenas salidas de los procesos de putrefacción de los alimentos no digeridos. Se trata, simple y llanamente, de la putrefacción del bolo, cuyas consecuencias provocan desórdenes e inflamaciones del vientre.

La producción de enzimas, cada vez más reducida, hace imposible la digestión de ciertos alimentos. El enfermo se ve obligado a reducir su abanico alimenticio, ya no digiere las cebollas, ni la col, ni los ajos, ni el melón, las legumbres le provocan unos gases tremendos, el pan parece sentarle mal… Llega un momento que no puede digerir ningún tipo de fibra porque le produce dolorosos gases y agrede aún más su maltrecho intestino.

Se sabe que las fibras son necesarias para el bolo alimenticio porque mantienen el nivel de hidratación necesario para que las heces sean suaves; pero la fibra no ayuda mucho a la digestión en sí misma cuando los intestinos no están en plena forma y no son capaces de digerirla.

Con una longitud de 1,50 m, el colon no presenta vellosidades. Presenta gran cantidad de bacterias buenas que sirven para degradar las moléculas alimenticias y la fibra que no han sido completamente digeridas por el intestino delgado. Esta última etapa de la digestión requiere de una producción especial de enzimas: **la celulasa, adaptada para digerir las celulosas o fibras insolubles.** Ahora bien, la producción de celulasa, incluso en individuos perfectamente sanos, suele ser baja, demasiado débil para degradar la fibra y los elementos que no ha digerido el intestino delgado. Así, el colon es el primer órgano responsable de la mala digestión y de la putrefacción que puede invadir el intestino delgado hasta el estómago. Si los esfínteres del intestino se relajan, el ascenso del bolo alimenticio se hace regular y la digestión se ve seriamente comprometida.

A partir del colon, la instalación de bacterias patógenas en gran número puede bastar para provocar putrefacciones que, por ascenso de fermentos, contaminarán las esferas digestivas más altas, comportando gases, hinchazones o ardor de estómago.

Capítulo 2

Los problemas intestinales: sus etapas hasta las enfermedades secundarias

Cuando todo va bien, la flora está constituida por unos buenos dos kilos de bacterias beneficiosas, aunque siempre en presencia de bacterias patógenas inevitables *(Escherichia coli)*, aunque en reducido número. Los desarreglos desaparecen cuando la cantidad de bacterias buenas disminuye en provecho de las patógenas. A veces el desequilibrio es muy rápido, cuando se toman antibióticos que destruyen las bacterias buenas al mismo tiempo que las patógenas. Entonces el terreno queda libre y es ocupado por agentes patógenos y, en el 30 por 100 de los casos, por hongos como la *Candida albicans*. La digestión resulta cada vez más y más difícil, incompleta. El proceso de putrefacción aparece y favorece la proliferación de bacterias patógenas.

Otras causas de putrefacción pueden intervenir, como una alimentación indigesta rica en carnes, pobre en fruta y verdura, ciertos medicamentos, el estrés o el envejecimiento, como veremos más adelante. En ocasiones se conjugan dos o tres de estos factores y entonces no sólo se degrada la flora intestinal, sino que la mucosa se ve atacada.

Los problemas de la mucosa: la porosidad intestinal

Los agentes patógenos, a base de ocupar el medio intestinal, provocan la inflamación de la mucosa y su deformación. La mucosa presenta, normalmente, pequeños orificios o conexiones que permiten el paso de los nutrientes a la sangre y la linfa; cuando la mucosa está inflamada, dichos orificios se quedan permanentemente abiertos. A eso se le llama porosidad intestinal y deja las puertas abiertas a las toxinas y a las infecciones de todo tipo, provocando enfermedades graves de tipo autoinmune.

La mucosa ya no puede jugar su papel de filtro de bacterias, virus, toxinas, células muertas y macromoléculas alimentarias que se meten por los orificios, los obstruyen y consiguen pasar a la sangre, provocando reacciones masivas de los anticuerpos y de los macrófagos, encargados de fagocitar esos elementos extraños e indeseables. Pero si aparecen en número insuficiente porque los cuerpos extraños son muchos, llaman a los linfocitos… En el 80 por 100 de las enfermedades que todos padecemos, un buen número son infecciones contraídas de ese modo, afectando al aparato urinario, al genital, al cardíaco, provocando dermatosis y artrosis toxínicas. Precisemos que, éstas últimas, representan el 80 por 100 de los casos, contra un 20 por 100 de artrosis por desgaste.

La porosidad de la mucosa intestinal es el punto de partida para enfermedades tan graves como diversas

Cómo ya hemos comentado, **cuando la mucosa se ve atacada por una inflamación y por la porosidad, las conexiones se vuelven porosas.** La mucosa deja de poder ejercer su función de filtro para bacterias, virus, toxinas; las **macromoléculas alimentarias se hinchan, obstruyen los poros, los presionan hasta traspasarlos,**

Evolución intestinal hacia la inflamación:
La porosidad y la degeneración

 Corte transversal del intestino delgado con sus 3000 vellosidades por cm², con una capacidad de 350 m² de absorción. En el intestino delgado se forman enzimas digestivas y hormonas encargadas de estimular la producción enzimática del páncreas.

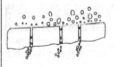 Las vellosidades (detalles):
Lugar de penetración de los nutrientes, a través de los poros.
Circuitos, sanguíneo y linfático, a través de los cuales se transportan los nutrientes.
Músculo encargado de las contracciones.
Peritoneo. La mucosa presenta glándulas de moco y células productoras de serotonina, produciendo el 70 por 100 de nuestros anticuerpos.

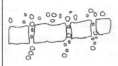 Tejido mucoso sano: aquí vemos que los poros son muy estrechos y dejan pasar sólo nutrientes, reteniendo toxinas y elementos indeseables, así como las macromoléculas alimentarias inasimilables.

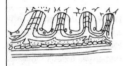 Tejido mucoso inflamado y deformado: los poros se agrandan, es el estado de porosidad, punto de partida de las intoxicaciones, de las alergias y de las enfermedades autoinmunes.

Las vellosidades se embotan, las carcomen los anticuerpos tras rechazar las moléculas inasimilables. Es fácil entender por qué la curación de la mucosa lleva varios meses.

consiguen llegar a la sangre y desencadenan un buen número de efectos secundarios…

En este ámbito se enmarcan más del 80 por 100 de las enfermedades más comunes, la mayoría de las cuales son infecciosas (aparato urinario, genital, pulmonar, esfera ORL, cardíaco), dermatosis, acné, eccema, psoriasis, palidez, envejecimiento prematuro, artrosis toxínica. Un ejemplo de deficiencia tisular corriente, atribuida muy a menudo a un desequilibrio hormonal: **la osteoporosis,** suele deberse más a un desorden intestinal crónico de mala absorción que a un fenómeno natural como el descenso hormonal. En un gran número de **estados de fatiga, de sobrecarga hepática, el origen intestinal debe ser considerado.**

Cierto número de problemas psicológicos pueden encontrar ahí su origen por el hecho de paso al cerebro de agentes patógenos; por eso se ven **depresiones** remitir como por arte de magia tras la ingesta de antibióticos, lo cual indica claramente el **origen bacteriano del problema.** En Estados Unidos, un estudio sobre enfermos **esquizofrénicos puso de manifiesto la frecuencia, entre éstos, de desórdenes intestinales** con intolerancias alimentarias asociadas, insospechadas hasta entonces, como la intolerancia al gluten… Es decir, que la importancia de cuidar la función intestinal es más que notable y debe tenerse en consideración sistemáticamente, cuando se trata de curar enfermedades tanto leves como graves.

Los problemas hepáticos son la etapa siguiente

Por culpa de la porosidad intestinal, los elementos indeseables pasan masivamente a la sangre. Al hígado le toca la tarea de hacer la depuración y devolver al organismo una sangre limpia y depurada. Si las toxinas tienen un número razonable, el hígado hace bien su trabajo y la salud está garantizada. Pero las cosas se ponen feas cuando las toxinas se presentan en gran número. Los hepatocitos (células hepáticas) no son capaces de llevar a cabo su tarea, se agotan y dejan pasar a la sangre agentes infecciosos y contaminantes que migrarán hacia todo tipo de órganos sanos, contaminándolos. Así, las bacterias patógenas, los virus, los parásitos, la *Candida albicans* u otros contaminantes viajarán libremente por el organismo si no han sido convenientemente detenidos en la barrera intestinal o en el filtro hepático.

La pérdida de tono acompaña la fatiga hepática, la bilis se espesa por los deshechos metabólicos que pueden obstruir el canal colédoco. Si el duodeno se inflama, no consigue producir la hormona secretina necesaria para estimular las secreciones pancreáticas, todo lo cual provocará digestiones más lentas y dificultosas, a falta de enzimas pancreáticas. La comida se queda en el estómago mucho tiempo, eructos y gases anuncian la putrefacción del bolo alimenticio. La restauración del medio intestinal es necesaria en caso de digestiones lentas, estcatorrea, diabetes y pancreatitis. La digestión de las grasas, en los adultos, tiene lugar en el intestino delgado, donde se vierten las sales biliares y la lipasa pancreática. Si uno de los actores de la digestión es deficiente, ya sea el hígado, la vesícula, el páncreas o el intestino, empieza a subir el colesterol y los triglicéridos.

La ablación de la vesícula, por ejemplo, puede comportar una elevación del 40 por 100 de la grasa en las deposiciones.

La diseminación toxínica o infecciosa sigue al agotamiento hepático

Frente a elementos indeseables, el organismo desarrolla una estrategia, monopoliza los anticuerpos y los usa para rodearlos y formar núcleos llamados complejos inmunes. Luego los fagocitan los macrófagos ayudados por enzimas específicas. Todo se complica cuando los complejos inmunes crecen excesivamente en número y los macrófagos son menos; en ese caso, la persona pierde energía vital, las defensas están agotadas, se pierden las fuerzas y el organismo es incapaz de luchar contra las infecciones y degeneraciones. La salud está, así, comprometida, la inflamación se instala en los tejidos donde se han incrustado los complejos inmunes. Las lesiones siguen a las inflamaciones y las deformidades de los tejidos, provocando dolor y degeneración.

En prácticamente todas las afecciones degenerativas, hay una disminución de macrófagos y, por tanto, de la fagocitosis, con la consecuente elevación de complejos inmunes.

Según el tejido en el que los complejos inmunes se incrusten, subsigue una enfermedad inflamatoria específica: cuando se trata de los riñones, se observan **glomerulonefritis,** lesiones intestinales y **lupus eritematoso.**

Cuando son los cartílagos los que se ven afectados, aparece la **poliartritis** (el estrés y la predisposición genética también son factores añadidos).

Si la mielina se ve afectada, la neurotransmisión se altera y la consecuencia es la **esclerosis por placas**, aunque haya otros factores que también puedan conducir a esta enfermedad: por ejemplo, la absorción de metales pesados como el plomo, el aluminio o el níquel, que provocan la necrosis de los nervios, o un estrés intenso –o períodos recurrentes de gran estrés– sin olvidar los factores genéticos y la incidencia de algunas vacunas.

Cuando los complejos inmunes se incrustan en la mucosa intestinal, aparecen enfermedades tales como la **rectocolitis hemorrágica, la enfermedad de Crohn…**

En los pulmones se observan fibrosis. En el páncreas, **pancreatitis crónicas.** Cuando atacan la musculatura aparece la **fibromialgia** siempre con **cansancio incapacitante.**

Si los complejos inmunes se expresan a través de **la piel, podemos medir la importancia de las lesiones tisulares que ocasionan.** Empiezan presentándose como pequeños quistes subcutáneos que miden de 1 a 3 cm de diámetro y que, tras unos cuantos días, se vuelven dolorosos; a la presión se perciben vesículas encapsuladas. Difíciles de cicatrizar, al cabo de unas cuantas semanas, cuando las toxinas que contienen se van evacuando por supuraciones externas, sucesivas, los tejidos se reconstruyen, aunque dejan feas cicatrices.

En tales circunstancias en las que los complejos inmunes se incrustan en los tejidos sin ser eliminados, se corre el riesgo de desarrollar un proceso autoinmune. **El organismo, frente a su impotencia para solucionar el problema** mediante las defensas de primer estadio (anticuerpos y macrófagos), activa los «asesinos implacables» que son los **linfocitos T.** Éstos, como no tienen capacidad para distinguir los tejidos sanos de los elementos indeseables, atacarán todo lo que encuentren a su paso, incluidos los tejidos sanos. La agresión resultante puede ser devastadora, invalidante y dolorosa, evolucionando en crisis.

El mismo proceso puede desarrollarse **en todas las partes del cuerpo, incluido el cerebro.** Es como si un país que se ve invadido llama a sus ejércitos, pero viendo que los militares son incapaces de controlar la situación, deciden tirar una bomba atómica en su propio territorio que acabará con gran parte de la población autóctona, pero, al menos, acabará también con los invasores.

El origen de esas enfermedades que comportan la autodestrucción de los tejidos ha sido considerado, durante largo tiempo, como un problema esencialmente genético. Actualmente y en mi opinión, cabría considerar siempre la deficiencia intestinal como principal factor de rechazo, sea con alergia o con desencadenamiento masivo de anticuerpos y destrucción anárquica de tejidos. De hecho, cuanto más deficiente es el medio intestinal, menos enzimas se producen. Así, cuando no se reconoce tal o cual sustancia alimenticia como algo divisible por las enzimas adecuadas, el organismo elabora métodos de rechazo. Si el medio intestinal no se normaliza, los rechazos alérgicos o autoinmunes irán aumentando.

Estas dos patologías son comparables al principio; ambas revelan estrategias de rechazo frente a un elemento juzgado indeseable. **En** caso de alergia digestiva, el rechazo es inmediato, a veces brutal, con una violenta reacción de los anticuerpos y un aumento de histamina, que se traducen por síntomas manifiestos (lagrimeo en los ojos, goteo nasal, rojeces, estornudos, problemas digestivos…). Éstos desaparecen en dos o tres días, cuando el alimento desencadenador es evacuado del organismo…

La reacción autoinmune también está marcada por el rechazo de elementos indeseables a falta de las enzimas adecuadas, pero la estrategia empleada por el organismo es más lenta, más profunda, y las defensas inmunitarias son solicitadas durante mucho tiempo. La monopolización en masa de anticuerpos entraña un estado de gran fatiga; el organismo se siente incapaz de procesar los elementos nocivos y llama a los **linfocitos T** (anticuerpos superpotentes), **que no disponen de una gran capacidad para distinguir los elementos extraños de nuestros propios tejidos y destruyen todo lo que se encuentran.**

Cuanto más degradados estén los intestinos, más riesgos de reacción alérgica o autoinmune tendrá un individuo.

A parte de las reacciones alérgicas, hay una superproducción de histamina. Ésta, producida en dosis razonables, nos resulta útil a diversos niveles: favorece la contracción de los músculos de las vísceras y, por tanto, del peristaltismo, acelera la neuromediación y aumenta la vigilancia, los reflejos… **Pero cuando la histamina es excesiva, las mucosas intestinales se contraen abusivamente y se produce la estasis del bolo alimenticio** con resultado de estreñimiento y proliferación de flora de putrefacción. **Si el medio intestinal no es capaz de producir más enzimas en variedad y cantidad suficiente, desencadena el rechazo** de todo lo que no puede digerir. Estos rechazos son, como hemos visto, de orden alérgico o autoinmune.

Ciertos alimentos, denominados alérgenos, contribuyen a subir los niveles de histamina excesivamente. Sin embargo, cuanta más degradación del medio intestinal, **menos producción de enzimas digestivas y más rechazos a falta de enzimas adaptadas.** Cuanto más alejemos nuestra alimentación de nuestras capacidades enzimáticas, más alergias y reacciones autoinmunes tendremos. Es el riesgo que corremos con la fabulosa cantidad y variedad de moléculas alimentarias químicas, particularmente los falsos aromas, último grito de la inventiva de la industria alimentaria, que tienen la capacidad de introducirse insidiosamente en nuestras células y modificar el ADN.

Las OGM, en la categoría de moléculas extrañas, ocupan un lugar de honor que aumenta la tasa de alergias, de enfermedades autoinmunes y de desórdenes intestinales en los humanos y en los animales. Podemos observar este problema en la crianza de pollos alimentados con grano OGM, que presentan un amplio aumento de problemas intestinales, con fuerte intoxicación tisular; los animales de consumo están, consecuentemente, cada vez más enfermos y nos enferman a nosotros... El progreso no se detiene.

En otros casos, es la histamina contenida en los alimentos la que causa alergias alimentarias. Habría que limitar el consumo de los alimentos que aportan histamina, que suelen ser productos proteicos con largas maceraciones, carnes y pescados poco frescos, que se han descongelado lentamente (lo mejor es cocinar los alimentos congelados, directamente, de lo contrario suben las tasas de histamina durante la descongelación), así como las carnes adobadas o muy guisadas (como los estofados lentos) y el pescado ahumado. Algunos quesos, como el gouda, el roquefort, el emmenthal o el camembert, contienen histamina.

Las personas sensibles a las alergias, pueden reaccionar mal a otros alimentos, que no contienen histamina, por el solo hecho de que contribuyen a **liberar la histamina endógena** (en el organismo). En esta categoría encontramos, por orden de importancia:

– la clara de huevo (ovomucoide)
– frutas exóticas: piña, papaya, kiwi

- frutos con cáscara: nueces, avellanas, cacahuetes
- vino tinto
- verdura fermentada como el chucrut
- olivas
- glutamato
- legumbres (lentejas, guisantes, garbanzos)
- fruta muy madura o pasada
- tomates
- plátanos
- fresas
- gambas
- atún rojo
- cerveza
- sidra
- menta y productos mentolados
- chocolate
- aditivos como los sulfitos
- verduras frescas como el apio, el tomate o las fresas
- miel
- harinas
- proteína de la leche de vaca, de cabra y de oveja

Si bien es extremadamente raro que un mismo individuo tenga, él solo, todas las alergias juntas, puede tener sólo algunas pero ser extremadamente graves (edema de Quinck) y conviene que tengan muy claro lo que jamás deben comer.

Como vemos, el organismo rechaza, muchas veces, alimentos perfectamente sanos. La razón suele ser un intestino deteriorado que, cuantas menos enzimas produce, menos alimentos tolerará porque no conseguirá digerirlos. **La solución para liberarse de buena parte de las alergias alimentarias consiste en restablecer el sistema intestinal, estimulando su capacidad para producir enzimas y permitiéndole reimpermeabilizar la mucosa a fin de**

que desempeñe bien su papel de filtro oponiéndose a la penetración de elementos indeseables, así como favoreciendo su eliminación por vías naturales.

Otra oposición a la penetración de alérgenos la encontramos en la membrana celular; ésta, constituida por diferentes capas de lípidos, con el fin de asegurar su movilidad selectiva (es decir, abrirse para dejar entrar a los nutrientes y cerrarse para no dejar entrar elementos nocivos) debe estar bien proveída de **grasas insaturadas omega-3, 6 y 9.** Actuando a ambos niveles, la mejora está asegurada y las reacciones alérgicas se espacian mucho más.

La alergia es el cuarto problema mundial de salud, según la OMS, los tratamientos naturopáticos, proponiendo la restauración de la mucosa intestinal y de la membrana celular, proporcionan un descenso del 70 por 100 de las reacciones alérgicas.

Capítulo 3

Intolerancias alimentarias, enfermedades autoinmunes, síndromes de mala absorción e intoxicaciones severas

En presencia de elementos juzgados como nocivos, las defensas del organismo desencadenan un dispositivo capaz de neutralizar los agentes indeseables, a fin de reducirlos a fragmentos no tóxicos: la fagocitosis. **Dicha fagocitosis por macrófagos se produce, en principio, de manera selectiva, es decir, sin que las células sanas del organismo se vean atacadas.** Entre los elementos indeseables encontramos algunas bacterias, virus, parásitos, toxinas, tóxicos químicos, residuos metabólicos, células muertas o nutrientes incompatibles. Como ya hemos visto, cuando éstos se presentan en exceso, los macrófagos no pueden controlar la situación, causando la fatiga de las defensas inmunitarias con grandes esfuerzos, arriesgándonos a sufrir infecciones crónicas…, se trata de la anergia (pérdida de la energía vital).

La eliminación de los elementos toxínicos es de capital importancia para el mantenimiento de la salud.

En un primer momento, el organismo buscará eliminar las toxinas a través de los riñones, el intestino, los pulmones y la piel. Los elementos indeseables se rodearán con anticuerpos para formar complejos inmunes que serán, seguidamente, fagocitados por los macrófagos, ayudados por enzimas específicas. Cuanto más sobrepasado se ve el organismo por la amplitud de la invasión nociva, más intentará organizarse **monopolizando masivamente a los macrófagos.** Las defensas inmunitarias son, así, capaces de eliminar sustancias nocivas **salvando los tejidos sanos, a partir de una cantidad razonable de elementos indeseables.** Pero si las toxinas son demasiadas, **la fagocitosis de los complejos inmunes es imposible y su número aumenta, colonizando entonces los órganos e incrustándose en los tejidos, provocando procesos inflamatorios y lesivos.**

En prácticamente todas las afecciones degenerativas, se produce una disminución de la fagocitosis y una elevación del número de complejos inmunes. Es en este estadio cuando entran en escena los linfocitos T, asesinos en serie del organismo.

La correcta identificación de estas causas permite un tratamiento correcto; solemos encontrar cuatro fundamentales:

CASO 1: la mucosa intestinal ha sido deteriorada por malas digestiones sucesivas. Se ve incapaz de producir enzimas específicas y las moléculas alimentarias no digeridas serán objeto de rechazo por parte del organismo, con monopolización de macrófagos y linfocitos: habrá, entonces, que restaurar el medio intestinal, la flora y la mucosa, corrigiendo los errores alimentarios que han conducido al desarreglo intestinal.

CASO 2: destrucción de la mucosa por la ingesta de medicamentos antibióticos, antiinflamatorios, corticoides... Hay que restaurar el medio intestinal, la mucosa y la flora, tras cada larga ingesta de medicamentos incriminados.

CASO 3: destrucción del medio intestinal y desarrollo del proceso autoinmune tras un trauma emocional o traumas sucesivos. La mucosa intestinal está fuertemente inervada (100 millones de neuronas). Tras un largo período de estrés o episodios estresantes recurrentes, se puede desarrollar una **inflamación de las terminaciones nerviosas, ocasionando múltiples perforaciones de la mucosa.** Ésta, entonces, se convierte en un colador para las macromoléculas, las toxinas, las bacterias, etc. Las defensas inmunitarias salen en auxilio del organismo para fagocitar a los invasores y, si fracasan, aparece el proceso autoinmune: en ese caso hay que restaurar la mucosa, reemplazar la flora, tratar el estrés con estructurantes neurológicos como el omega 3, calcio, magnesio y utilizar algún euforizante como el Rhodiola Rosea o calmantes como el Kudzu. Además, el soporte psicológico es recomendable y conduce al paciente a superar sus miedos y recuperar la confianza y la alegría de vivir.

CASO 4: incapacidad genética en una misma familia o en una misma etnia para producir una o más enzimas específicas. Se trata de una intolerancia definitiva que hay que identificar correctamente para evitar escrupulosamente los alimentos concernidos. Dicha identificación puede ser evaluada según la etnia; por ejemplo, los africanos no suelen producir lactasa, enzima capaz de digerir la lactosa de la leche. Si la intolerancia es familiar, **conviene hacer un análisis de sangre para identificar los antígenos concernidos.** En efecto, en caso de intolerancia genética, la supresión de los alimentos encausados es indispensable y permite la recuperación de la salud. No es raro encontrar varios antígenos en un mismo individuo, siendo intolerante al trigo, a las sardinas, al pollo, a los kiwis y a la soja, por ejemplo. La restauración del medio intestinal es indispensable, sin lugar a dudas, porque las intolerancias eliminan las vellosidades intestinales y provoca graves problemas metabólicos.

Los linfocitos son capaces de guardar, durante toda la vida, la memoria de un contacto con un antígeno, aunque su vida pueda durar de tres meses a diez años. Ahí reside la dificultad para detener la virulencia de los linfocitos y la destrucción tisular que comportan: **es su memoria la que no conseguimos bloquear.**

La naturopatía actúa a diversos niveles

1. Se trata de ayudar al organismo a desembarazarse de los complejos inmunes mediante la supresión de los alimentos no tolerados y con una dieta que drene toxinas y permita descansar al sistema digestivo.
2. Hay que estimular la actividad de los emuntorios: intestinos, riñones, pulmones, hígado y piel.
3. Hay que favorecer la fagocitosis mediante el aporte de enzimas exógenas y la restauración de la mucosa intestinal, productora del 70 por 100 de los anticuerpos.
4. Hay que reparar los tejidos lesionados mediante el aporte de complementos de acción fisiológica (los que propicien un buen funcionamiento celular), con el aporte de omega 3, 6 y 9, de alquilgliceroles, oligoelementos, etc.

A nivel internacional, los grandes investigadores han hecho evolucionar la comprensión y el tratamiento de estas patologías, entre los cuales:

– El doctor K. Ransberger, gran especialista alemán en enzimología y enzimoterapia, que permitió comprender la importancia del papel desempeñado por las enzimas en el trabajo de los macrófagos, a fin de evitar el desencadenamiento de los linfocitos T.
– El doctor Wolf, de Austria, elaboró un complejo enzimático que utilizó durante decenios para ayudar al proceso de fagocitosis.

- El profesor Nieper, oncólogo, que creó tratamientos que favorecían la polaridad celular y la restauración de tejidos lesionados en las enfermedades autoinmunes.
- En Francia, el profesor Signalet alertó al público sobre la relación entre las enfermedades autoinmunes y las intolerancias alimentarias, señalando al gluten y la leche de vaca como principales culpables…
- Los doctores Mouton y Castronovo han demostrado la incidencia de la disbiosis intestinal en la salud general.
- Finalmente, en Estados Unidos, el concepto de porosidad intestinal ha sido ampliamente estudiado bajo el término de Leaky Gut Syndrom; la gran pregunta es: ser o no ser víctima de la porosidad intestinal… El profesor Boyd E. Haley, bioquímico y toxicólogo, incrimina a los metales pesados, las amalgamas, las vacunas de todo tipo, el tabaco (cadmio), los aditivos, los conservantes alimentarios y los pesticidas.

Las intolerancias pueden concernir tanto a los alimentos más comunes como a los más raros

Entre las numerosas intolerancias, vamos a ver algunos estudios de casos que he encontrado en mi práctica terapéutica:

- **La intolerancia al gluten**
  - Delphine, de cuarenta y tres años, vino a consultarme acompañada de su marido. Se quejaba de estar completamente agotada, de no tener fuerzas para nada y su marido añadía: «Yo le digo que reaccione…». De hecho, Delphine presentaba un aspecto pálido, de un gris amarillento y su bonita cara no se veía iluminada por sus ojos, cuya mirada era mortecina. Me dijo que sufría calambres intestinales y ardores de estómago insoportables, tras cada ingesta. Su situación hepática no

era brillante y solía padecer migrañas a menudo. Ante el estado de esta paciente me temía lo peor. Parecía que un problema físico se estaba agravando con un problema psicológico y supuse que el marido, que se veía muy autoritario, le infligía maltratos psicológicos, cosa que me fue confirmada por el hijo en una visita posterior. No obstante, orienté a Delphine hacia una alimentación sin gluten, que me pareció ser el foco del problema. La mejora fue muy notable y, tras un análisis de sangre, Delphine supo que presentaba, efectivamente, antígenos al gluten. Con total seguridad, esta persona fue mejorando tras la eliminación del gluten y el tratamiento normalizador del intestino, que aceleró la restauración de las vellosidades. Delphine se sentía muchísimo mejor pero aún tenía que solucionar un segundo problema, derivado de la tiranía de su esposo; consiguió, no obstante, las fuerzas para poner en orden ese otro aspecto de su vida.

- Noémie tenía trece años cuando vino a visitarme acompañada de su madre y su hermanito de dos años. Lo primero que me llamó la atención fue el mal color de cara del nene y sus enormes ojeras, pero la madre me dijo que era la hija quien le preocupaba porque presentaba un feo edema en las piernas con venas muy visibles. Si se miraba a la niña sentada parecía estar en perfecto estado de salud, a pesar de ser un poco gruesa. Pero al mirarle las piernas, parecían más propias de una mujer mayor, menopáusica y mal nutrida. Tenía piernas de elefante, sin forma alguna. El sistema venoso era muy aparente, los capilares eran porosos y, en los muslos, tenía numerosas estrías debidas a la hinchazón del edema. Le pregunté sobre su alimentación y la madre respondió que le encantaba el pan, los brioches y todo tipo de pasteles. Como se quejaba de frecuentes diarreas, indiqué que la niña podía tener intolerancia al gluten y la madre exclamó: «¡Anda! ¡Como su hermano pequeño! Acabamos de hacerle las analíticas y es intolerante al gluten»… Y le respondí: «Naturalmente, señora, sólo que en el caso de la niña, lleva doce años soportando la intolerancia». El desorden intestinal le ocasionó una intoxicación linfática y sanguínea que se relacionaba claramente con el edema de las extremidades inferiores. Visiblemente, Noémie era glotona, se desvivía por el pan y su madre no comprendía la gravedad de la situación. Es comprensible: los medios de comunicación no hablan de intolerancias y no hay forma de hacerse a la idea de la magnitud del problema. Ante el estado anémico del hermanito, imagino que a él le seguían dando pan. En estos casos, si no se eliminan todos los productos a base de centeno, trigo, como el kamut y la espelta, o la cebada, cualquier tratamiento para la restauración intestinal no sirven de nada en absoluto.

Entre las intolerancias, la del gluten es la más conocida, aunque la gente suele pensar en ella **únicamente** cuando los problemas intestinales son crónicos. **La intolerancia severa al gluten sólo afecta, en realidad, al 3 por 100 de la población.** No es muy significativo a escala mundial, pero es imprescindible que los afectados la identifiquen porque **la degradación del medio intestinal que se deriva de esta intolerancia puede afectar severamente a la digestión de todos los alimentos y a la salud en general. A fin de controlar una sustancia para la cual no se dispone de las enzimas específicas –el gluten con gliadina–, el medio intestinal desarrollará una cantidad formidable de anticuerpos. Dichos anticuerpos acabarán con las vellosidades intestinales.** El revestimiento intestinal maltratado por los anticuerpos no estará en disposición de permitir la digestión de ningún alimento, ocasionando intoxicaciones cotidianas que se propagarán por todo el organismo. Observando a los individuos afectados, los núcleos tóxicos o complejos inmunes se localizan en los tejidos mucosos, en cartílagos, pulmones, piel, etc. Provocan deformaciones tisulares con anemias ferropénicas, vértigos, fatiga incapacitante, problemas de visión, migrañas, inestabilidad psicológica…

Una sola miguita de pan puede bastar para causar graves daños, como ponía de manifiesto una jovencita con intolerancia severa que vino a consultarme por constante fatiga y que, tras meses sin tomar gluten, se puso en plena forma y regresó a verme más contenta que unas pascuas: «Date cuenta –me dijo–, me comí la puntita de un croissant y la pesadilla empezó de nuevo».

- **En los bebés, los síntomas aparecen entre los 7 y los 8 meses** con la ingesta de las primeras harinas con gluten. Los síntomas son múltiples, desde la evidentísima diarrea a algunos episodios de estreñimiento, retraso en el crecimiento, color grisáceo en la cara, enfermedades infecciosas recurrentes, artritis, nerviosismo, decoloración del esmalte dental, pesadillas, sueño poco reparador, dificultades de aprendizaje, dislexia. La anemia por carencia de hierro aparece siempre.

- **En el adulto, encontramos los mismos síntomas,** a los que hay que añadir dolores diversos debidos a inflamaciones tisulares o articulaciones inflamadas y deformadas. El sistema nervioso se fragiliza, aparece una alopecia prematura, aparecen las diarreas mezcladas con estreñimientos severos, puede aparecer la enfermedad de Crohn, el peristaltismo se ralentiza, el sueño se altera, la socialización es difícil y la depresión es frecuente… **Si no se diagnostica a tiempo, el enfermo vive al ralentí durante años, acumulando intoxicaciones diarias que comportan la contaminación sanguínea con el potencial riesgo de cáncer** (ejemplos: leucemia, enfermedad de Hodgkin).

Este cuadro tan alarmante se va a ver cada vez más a menudo en nuestras sociedades modernas, dado que los industriales agroalimentarios trabajan duramente para modificar de manera abusiva los cereales (híbridos y OGM), que serán, por este motivo, menos reconocidos por nuestro sistema enzimático y, por tanto, menos asimilables y fuente continua de rechazo intestinal. Otra pista de reflexión en torno a la causa de la intolerancia al gluten es de gran interés. Según los trabajos del doctor Jean-Jacques Melet, epidemiologista, y de Marie Grosman, los metales pesados como el plomo, el cadmio, el aluminio y, sobre todo, el mercurio, inhiben la enzima peptidasa, que es la capaz de digerir el gluten de gliadina. A falta de esta enzima, el cuerpo organiza el rechazo con la ferocidad anteriormente descrita. Esta teoría se refrenda con los trabajos del profesor Boyd E. Haley, bioquímico y toxicólogo americano.

Así, se pone de manifiesto la necesidad de un tratamiento de descontaminación de metales, particularmente si la intolerancia se relaciona con depósitos dentales, con las vacunas o con los medicamentos que presentan sales de aluminio. Se utilizará, en ese caso un complejo de cilantro, clorela y ajo de oso en dosis reducidas de 1 a 2 cápsulas al día, para no sobrecargar el hígado durante la eliminación provocada por este tratamiento. El tratamiento es lento y debe ser de larga duración porque los metales pesados son difíciles de eliminar.

De manera general, la dieta de los intolerantes al gluten debe conducirlos a **evitar todo lo que contenga trigo, cebada, centeno, espelta o kamut,** que se encuentran en la pasta, el pan y las harinas, pero también en gran número de productos que contienen trigo, usando el gluten como espesante como el seitan (gluten puro cocido en caldo de verdura), la salsa de soja, el miso… El gluten se añade a muchos preparados alimenticios como fijador de textura en panadería, en galletas…

La solución para los intolerantes severos al gluten consiste en consumir platos caseros y escoger siempre glúcidos complejos de liberación lenta: arroz, quinoa, mijo, castañas, maíz, alforfón, copos de avena (que no contiene gluten de avena sino gluten de avenina, perfectamente digerible en muchos casos), las patatas, las legumbres como las judías blancas, las lentejas, los garbanzos y los guisantes. A menudo aconsejo preparar, como desayuno, pastel de arroz cocido en leche de soja, con almendras, frutos secos y azúcar integral. Guardado en la nevera dura 5 o 6 días y permite empezar el día con energía tanto a niños como a mayores... Las tortitas de arroz o de alforfón o de quinoa, los copos de mijo, de quinoa o de avena, también pueden sustituir al pan o a los cereales de la mañana.

El mundo del consumo empieza a sensibilizarse de este problema y los etiquetados son más precisos y objetivos. El que quiera consumir comida manufacturada, deberá creerse el etiquetado o, en caso de duda, consultar con el fabricante.

Cuando se deja de consumir gluten la mejoría es clara. El nivel de hierro sube sólo en pocas semanas. Pero hay que dejar pasar varios meses para que las mucosas intestinales se restructuren.

– La intolerancia a la leche de vaca

- Samira era una mujer joven de origen argelino y de treinta y seis años de edad, que vino a consultarme por un problema permanente de goteo nasal y ojos llorosos. En invierno estaba sujeta a bronquitis asmáticas de las que le costaba deshacerse. Su color de cara era amarillento, tenía problemas de vista y padecía migrañas. Era de naturaleza voluntariosa y atlética y gustaba de aprovechar su vida al máximo. Cuando le pregunté: «¿Tú comes mucho queso?». Le brillaron los ojos, se echó a reír y me contestó: «¡Muchísimo, me encanta!», y empezó a recitarme una enorme variedad de esos falsos amigos que son los quesos. Estaba claro que Samira no contaba con la enzima lactasa, que es la que permite dividir la lactosa (digerirla), y se pasaba la vida comiendo todo tipo de quesos y disfrutando de postres lácteos que castigaban sus intestinos y toda su salud. No sabía ni cómo motivar a esta joven a abandonar radicalmente los productos lácteos. Hicimos un trato, una especie de contrato moral que la comprometía a no tomar nada que contuviese leche de vaca durante cuatro semanas. Al término de dicho período hablaríamos.

Pasado ese tiempo vino a verme y me dijo: «Vale, lo he captado». El color de su cara era estupendo y no tenía migrañas. Entonces empezamos un trabajo de mejora de sus sistemas intestinal y pulmonar.

En la intolerancia a la leche de vaca, hay dos constituyentes encausados: la **caseína** y la **lactosa.** La intolerancia a la caseína de la leche de vaca es común a todos los seres humanos. Esta proteína de gran tamaño no puede ser dividida por nuestras enzimas, lo que conduce a desórdenes intestinales recurrentes con instalación de flora patógena. Las malas digestiones se encadenan porque la mayor parte de los productos lácteos están pasteurizados y su materia grasa se convierte, al 100 por 100, en colesterol malo LDL, lo que provoca la sobrecarga de la función hepática y favorece: los depósitos de colesterol, formaciones de quistes, placas de ateroma, etc. **Los únicos productos de vaca que pueden consumirse, aunque siempre con mucha moderación, son la mantequilla de leche cruda y la crema de leche (no pasteurizadas), ciertos yogures, el queso fresco —que presenta la ventaja de estar lactofermentado y es, por tanto, rico en enzimas y ácido lácteo lleno de bacterias beneficiosas.**

El gruyer y el comté pueden aconsejarse por su larga fermentación con aporte de ácido propiónico, gracias a la presencia de vitamina B que permite la división de la caseína y, así, su digestión. En cuanto a la lactosa, se reduce a galactosa y puede digerirse incluso entre los intolerantes a la lactosa, aunque en casos muy severos ni así, y habrá que ver cómo reaccionan a su ingesta (*véase* el capítulo «Terapias naturales para los intestinos»).

La intolerancia a la lactosa se manifiesta mediante el eccema o diversas patologías dermatológicas (acné, psoriasis), problemas ORL y bronquiales, diarreas, dolores articulares y heces fétidas. La lactosa de la leche de vaca produce alergias incluso en los bebés alimentados a pecho, si sus madres consumen leche de vaca.

Entre las poblaciones occidentales hay un 7 por 100 de intolerantes a la lactosa, contra el 100 por 100 de los amerindios, de los chinos y de los japoneses, y un 80 por 100 de africanos. Las personas de esas zonas que adoptan un estilo de alimentación occidental se crean grandes problemas porque, en Occidente, los productos lácteos parecen una religión.

En las personas que sufren inflamaciones crónicas, la ingesta de productos lácteos está completamente prohibida; estas personas pueden intentar degustar muy modestamente una pequeña cantidad de los productos anteriormente citados, pero, ante todo, hay que tener en cuenta el aporte de prostaglandinas E2 (derivadas del ácido araquidónico) en cantidad mucho más pequeña en el caso de productos no pasteurizados, sabiendo que, a pesar de todo, son productos inflamatorios. Hay que hacer pequeños test y ver cómo reacciona el organismo, y en caso de no presentar alteraciones, consumirlos con sumo cuidado y de tanto en tanto.

En caso de cáncer, hay que detener por completo el consumo de los productos lácteos.

– La intolerancia al alcohol

Es una intolerancia curiosamente repartida. Se debe a la carencia de la enzima ADHL (alcohol deshidrogenasa) **enzima localizada en las células hepáticas y en la mucosa intestinal. Las mujeres producen muy pocas enzimas de esta clase,** como muchas poblaciones, como los japoneses, los chinos, los africanos y los amerindios. Se comprende así por qué el alcohol ha sido una perfecta herramienta para someterlos. Las personas que no producen mucho ADHL son vulnerables desde la primera copa.

Más allá de casos precisos y a dosis razonables, un vaso de vino tinto durante las comidas, según diversos estudios, es una fantástica prevención contra las cardiopatías isquémicas (insuficiencias circulatorias) y mucho mejor si es vino ecológico y no pasteurizado.

– La intolerancia a las habas, una característica corsa y sarda

Es otro ejemplo de intolerancia genética que afecta a niños de todo el Mediterráneo, pero que afecta de manera muy notable a **Córcega** y **Cerdeña. En estas islas, el 25 por 100 de los niños, particularmente varones, son víctimas de la carencia en enzimas G6PD.**

Una familia europea puede tener un hijo que presente esta intolerancia, heredada de un ancestro corso o sardo.

Los síntomas de esta intolerancia son de lo más dramático, porque los glóbulos rojos explotan, provocando una tez amarilla y una anemia realmente severa. Los adultos, especialmente los hombres, se ven también afectados. En Francia se barajan cifras que van de las **250.000 a 500.000 personas afectadas.** Si estas personas evitan las habas, sus sistemas digestivos regresan a la normalidad.

– Intolerancias que incluyen alimentos corrientes

Obviamente, hay muchas otras intolerancias:

- al arroz
- al maíz
- al brócoli
- a la lechuga
- a las aves
- a los huevos
- a la ternera, el cordero o el cerdo

El análisis de sangre permite averiguar la intolerancia que nos afecte.

Una misma persona puede ser intolerante a la trucha y a las sardinas, pero no serlo a los salmonetes ni a los boquerones… y viceversa. Si el enfermo no es tratado, sus intolerancias irán en aumento porque, **muy a menudo, cuanto más se deteriora el intestino,** menos enzimas producen y más rechazo se provoca. Aunque es difícil saber cuándo una intolerancia es genética y cuándo adquirida por desórdenes intestinales.

– Las intolerancias con reacciones tardías

En ciertos casos, los antígenos son de talla muy pequeña y se depositan lentamente, pudiendo ser fácilmente destruidos por la fagocitosis. En esos casos puede aparecer una sensibilidad tardía, la afección es menor aunque puede provocar alteraciones de los capilares, de las arterias y de la piel. Esto se constata en la angeítis alérgica, una inflamación de origen toxémico con presencia de complejos inmunes que pueden necrosar los vasos, capilares y arteriolas.

Esta situación puede provocar púrpura reumatoide, nódulos cutáneos, eritema nodoso, inflamación de los canales biliares, asma con aumento de los polinucleares eosinófilos en sangre. Y esto por diversas causas: moléculas alimentarias (intolerancias o alergias), moléculas medicamentosas (corticoides, vacunas…) o medioambientales (picaduras de insectos, contacto con plantas irritantes…).

Según el estudio Schafer de Alemania, las intolerancias tienen tendencia a extenderse sobre un número creciente de alimentos. Cuanto más enfermos están los intestinos, más intolerancias desencadenan… Y cuantos más productos transgénicos se consuman, más riesgo de rechazo a moléculas desconocidas para nuestro organismo.

En el ámbito de las enfermedades crónicas de todo tipo, cabría preguntarse sobre los síntomas debidos a intolerancias, que pueden ser invalidantes y perturbadores dada la dificultad para descubrir su origen.

Capítulo 4

Procesos terapéuticos en caso de reacción autoinmune

La terapia consiste en evitar absolutamente el o los alimentos causantes del problema cuando se trata de una intolerancia genética irreversible, para **restaurar la mucosa y recuperar la flora intestinal.** Los tratamientos sobre el terreno se emplearán para contribuir a la **restauración de los diferentes tejidos que hayan sido lesionados** por la reacción inmunitaria, y se suplementará con enzimas a fin de ayudar a los macrófagos y la fagocitosis.

Si la intolerancia es el resultado de un desorden intestinal crónico, habrá que restaurar el medio intestinal y orientar al paciente hacia una alimentación digestiva y compatible con las capacidades enzimáticas del paciente o hacia una mejor gestión del estrés, que es un componente notable de los desórdenes digestivos.

Si la intolerancia es consecutiva a una reacción a moléculas alimentarias desconocidas por nuestro sistema enzimático (productos desnaturalizados, transgénicos o cualquier alimento desconocido por nuestras capacidades digestivas), habrá que evitarlas. La normalización del medio intestinal es, obviamente, necesaria para optimizar de nuevo el proceso enzimático.

Capítulo 5

Las enfermedades del intestino y sus consecuencias sobre el estado general

Entre los problemas intestinales, los más frecuentemente evocados –como el estreñimiento, la diarrea, los gases– no son tan poca cosa como parecen porque si no se solucionan, nos conducirán hacia patologías mucho más graves.

El estreñimiento

Nicole, de 39 años, presenta un estreñimiento severo con gases y hemorroides, así como un sobrepeso de entre 8 y 10 kilos. Su humor es inestable, tiene manos y pies fríos, percibe una obstrucción en el estómago, sufre migrañas y reglas abundantes y dolorosas; su sueño es más o menos bueno; reconoce que no bebe mucha agua ni hace ejercicio; puede experimentar espectaculares crisis hepáticas con fiebres muy altas. Nicole presenta todo el abanico de dolencias consecutivas a un estreñimiento severo: es incapaz de evacuar correctamente y, en consecuencia, no puede digerir bien nada. La obstrucción intestinal ocasiona agotamiento hepático, lo cual limita la capacidad del hígado para producir progesterona; Nicole era, por tanto, hiperostrogénica y sus reglas eran largas y llenas de grumos.

Desde el primer tratamiento del estreñimiento, desaparecieron sus migrañas y su humor mejoró, ya no tuvo crisis hepáticas, las reglas mejoraron, aunque se mantuvo el síndrome premenstrual, y los grumos fueron desapareciendo con las sucesivas reglas.

El estreñimiento está a la cabeza de los problemas intestinales y es tan común que mucha gente lo considera normal o, por lo menos, banal. Sin embargo, representa la primera etapa de contaminación sanguínea con riesgo de cancerización intestinal, glandular o tisular, tras la invasión de toxinas en el organismo.

Diferentes causas se asocian para transformar las heces en tapones, dificultando su amasado mediante las vellosidades intestinales:

— Peristaltismo lento que favorece la absorción del agua por las mucosas y el secado de las heces.
— Peristaltismo ralentizado tras una situación de estrés o, como se ve en algunos individuos, por la tendencia a guardárselo todo para sí, rechazando todo cambio o movimiento. Algunos estreñidos crónicos son también conservadores crónicos en todos los ámbitos de sus vidas.
— **Retención de la bilis** (secado de heces).
— Páncreas que no libera suficiente lipasa (enzimas que digieren las grasas), de manera que las heces son demasiado grasas y pegajosas.
— Consumo excesivo de gluten, que actúa como una cola favoreciendo que las heces se peguen a las vellosidades intestinales.
— Alimentación **pobre en fibra.**
— Falta de **hidratación.**
— **Ausencia de ejercicio físico** con una banda abdominal átona.

- **Toma de antibióticos** por un largo período, que destruye la flora intestinal.
- **Trauma de la médula espinal** en que se interrumpe el reflejo de la defecación (*véase* el capítulo «Los estados de invalidez física: la parálisis»).
- Exceso de laxantes que agotan el reflejo de la defecación. La mucosa intestinal se vuelve átona, incapaz de responder a los influjos nerviosos y asegurar el peristaltismo (movimiento de evacuación de las heces). En dicha situación, el estreñimiento es muy rebelde.
- Envejecimiento, que comporta la natural atonía de la musculatura lisa (mucosa intestinal) y que produce estreñimiento severo.

Sean las que sean sus causas, habrá que reemplazar la flora, y si el problema viene de lejos, restructurar la mucosa que se ha vuelto porosa y ya no funciona como filtro. El estreñimiento es la causa del **color de cara grisáceo, de fatiga general, de agotamiento hepático. El edema linfático con tobillos y piernas hinchadas es muy corriente,** y se pueden observar modificaciones en la fórmula de la sangre **con dilatación de los hematíes debido a la presencia de toxinas en la hinchazón de los miembros inferiores, agravado durante los períodos cálidos...**

Del hecho de esforzarse mucho para expulsar las heces, aparecen hemorroides y esas mismas tensiones abdominales pueden provocar un prolapso (descenso de los órganos) que es preferible evitar tratando lo más rápidamente posible el estreñimiento. Los esfuerzos por evacuar también alargan el intestino, aumentando más aún la propensión al estreñimiento. Muchas personas se imaginan que tienen un intestino más largo de lo normal y que sus problemas son normales por ese motivo, alargando así su período de estreñimiento sin buscar un tratamiento que solucione el problema.

Normalmente, con cada ingesta de comida o bebida, desencadenamos ondas peristálticas, de manera que dos o tres evacuaciones diarias son completamente normales. En cualquier caso, hay que alejarse del modelo de esas personas que evacúan cada dos días, una vez por semana o, en casos muy severos, una vez al mes… En esos estadios, las lavativas son preceptivas y pueden practicarse en forma de hidroterapia, que despega el colon y permite el tratamiento de restauración del ecosistema intestinal para restaurar la normalidad.

Las lavativas se hacen en casa, compradas en la farmacia. Puede inyectarse una tisana de manzanilla por vía rectal, entre uno y dos litros, practicando un lento masaje circular en el abdomen antes de evacuar.

Las deposiciones insuficientes son otra forma de estreñimiento. En ese caso, la persona que dice ir al baño cada día opina que no tiene ningún problema pero, en realidad, no elimina apenas nada y las heces se van acumulando en sus vellosidades intestinales. En Estados Unidos, un estudio *post mortem* de enfermos demostró que, en ocasiones, los intestinos estaban tan llenos de heces que sólo ofrecían un orificio de paso estrecho como un bolígrafo.

La terapia para el estreñimiento necesita del concurso de diversos hábitos saludables: beber bastante líquido, hacer ejercicio físico como caminar, hacer abdominales, consumir más **fruta y verdura, cruda y cocida, evitar el uso de laxantes químicos o naturales** porque decapan la flora bacteriana, vuelven la musculatura átona y alisan la mucosa intestinal.

Se aconseja evitar el cloruro de magnesio, que además de no solucionar nada estropea más el intestino. El aceite de parafina, que es un buen aceite mineral, tampoco soluciona gran cosa porque es indigesto y crea otros desórdenes que se añadirán al estreñimiento propiamente dicho. Además, absorbe todas las vitaminas liposolubles, como la A, D y K en particular. Y por si fuera poco, establece una capa a lo largo de todo el intestino que frena la asimilación y favorece la anemia.

Una solución interesante es actuar sobre la consistencia de las heces consumiendo semillas de psylium, de lino o de ispaghul, o barritas de fibra y fruta que, al contacto con un alimento húmedo se hinchan y hacen las heces blandas. La tisana de hojas de alcachofa estimula la evacuación de bilis, y el zumo de ciruela, en casos rebeldes, es muy útil.

Una dieta que incluya compota de manzana sin azúcar, sopa de verduras con poca sal, durante un par de días, permite un barrido de heces pegadas y un drenaje general.

Se seguirá un tratamiento de restauración de la flora y de la mucosa como el que se indica en el capítulo de «Terapias naturales para los intestinos».

La diarrea

Alice, de treinta y cinco años, sufre espasmos abdominales, infecciones urinarias frecuentes y coitos dolorosos; tiene el hígado sobrecargado, alterna gases con diarreas, sus reglas son regulares pero largas, agotadoras y con grumos; acusa soporos hacia las diez de la mañana. Duerme mal y suele despertarse a las tres de la mañana, finalmente, sus cervicales y sus rodillas le duelen mucho. Desde que tiene uso de razón –desde la infancia misma– ha sufrido del vientre; no fue alimentada por su madre y sufrió sinusitis y bronquitis asmáticas. Éste es el recorrido habitual de un bebé que empezó su vida con desarreglos por culpa de la alimentación artificial. La mucosa intestinal se volvió porosa, dejando pasar toxinas y bacterias a su organismo, lo que le ocasionaba la sinusitis y las bronquitis asmáticas recurrentes. Su hígado, agotado, no filtraba bien la sangre ni conseguía sintetizar la progesterona, por eso tenía reglas tan abundantes y grumosas. Finalmente, sus inflamados intestinos fueron campo abonado para calambres y dolores paralizantes, las infecciones urinarias que sufría eran consecuencia de la migración de bacterias patógenas del intestino al aparato urinario.

Las inflamaciones articulares acompañan muy a menudo este tipo de enfermos, aunque el dolor en una rodilla pueda corresponder a una asimetría del esqueleto. El tratamiento intestinal proporciona una mejoría inmediata o muy rápida. Alice ya no tuvo sopores por la mañana y su sueño mejoró notablemente por las noches, sus reglas se normalizaron y tuvo una única inflamación urinaria en seis meses. De vez en cuando, sufre alguna diarrea esporádica. Alice sigue un tratamiento de mantenimiento desde hace meses para poder conseguir la normalidad después de tantos años de desórdenes.

Las características de las diarreas son heces frecuentes y líquidas, que agotan al enfermo, **demostrando deshidratación,** en ocasiones con **fiebre y pérdida de minerales.** Se contemplan varias causas:

- **Aceleración del peristaltismo** que provoca un **defecto de absorción** de agua por el intestino.
- Exceso de agentes patógenos: salmonelas, shigella, amebas, estafilococos, ingeridos a través de la alimentación o del agua.

Otras enfermedades inflamatorias del intestino provocan también diarreas:

- La **enfermedad de Crohn,** la **rectocolitis hemorrágica, tuberculosis intestinal, cáncer de colon y de intestino delgado,** que producen aceleración del peristaltismo con diarreas viscosas y sanguinolentas.
- Las **insuficiencias pancreáticas** suelen ser causa frecuente de diarrea, con heces viscosas y fétidas.
- Patologías como la **esprue** (diarrea violenta que se da en el medio tropical tras una severa irritación parasitaria o bacteriana), la **mucoviscidosis, el hipertiroidismo, la enfermedad de Basedow** se acompañan con diarrea.

Además, los estados de ansiedad tienen que relacionarse con el colon irritable y la diarrea. El perfil psicológico del paciente víctima de diarrea es el de una persona con un ritmo de vida acelerado que intenta desembarazarse rápidamente de todo lo que le impida fluir.

Ante el amplio abanico de patologías que las diarreas pueden ocasionar, sólo se puede aconsejar proceder a una **colonoscopia en el hospital** para poder diagnosticar de manera precisa cuándo el **estado diarreico es crónico y si hay pérdidas de sangre.**

El tratamiento consiste en **rehidratarse** bien, vigilando mucho cuando **la diarrea afecta a un bebé.**

En primera instancia, se empleará el carbón vegetal como absorbente, así como la arcilla blanca a razón de una cucharadita de café en un poco de agua, 4 veces al día. En cuanto a la dieta, arroz blanco cocido, agua de arroz, sopa de algarrobas y compota de membrillo están indicados. El aporte de minerales es necesario para compensar el déficit, podemos pensar en la ingesta de polen, azúcar moreno…

Los arándanos resultan muy interesantes porque impiden la adherencia de bacterias patógenas en la mucosa intestinal y sirven para que el tratamiento de normalización de la flora y de la mucosa se integre mejor (*véase* el capítulo «Terapias naturales para los intestinos»).

Se evitará la fibra gruesa, así como las bolsas de agua caliente sobre el vientre.

Los métodos de relajación y autogestión del estrés son buenos auxiliares. No hay que dudar en seguir tratamientos naturales de reconstitución intestinal durante meses; **mientras se sigue el tratamiento, los síntomas se van calmando hasta desaparecer por completo.**

La hinchazón por gases

Es el caso de Jean, de cincuenta años, muy apegado a la alimentación tradicional a base de bocatas, quesos, charcutería, mucho pan para mojar, sus gases resultan dolorosos y acentúan los problemas cardíacos de Jean por la presión que ejercen sobre su corazón. Jean se temía lo peor, pero la colonoscopia reveló que no tenía nada malo. Se trataba de modificar su comportamiento alimentario incorporando verdura y fruta, cocidas al principio, sin fibras grandes, esperando normalizarse. La fruta cruda se consumirá lejos de las comidas para evitar su fermentación cuando se asocian a las féculas. La mejora fue alentadora y Jean continuó con su nueva alimentación. Pero cuando volvió al pan blanco y a las bebidas con gas, su problema reapareció. Ahora está cada vez menos inquieto con su estado, lo cual contribuye a su mejoría general.

Los gases son la consecuencia de una digestión incompleta. El proceso de fermentación del bolo alimenticio durante su paso por los intestinos genera gases siempre, y que molesten es posible. Lo malo es cuando la cantidad de gases es grande y resulta dolorosa, porque indican la incapacidad del intestino para producir enzimas digestivas en cantidad y variedad suficiente. La flora se convierte en una flora de putrefacción, **las paredes intestinales se distienden, se deforman,** favoreciendo la formación de **divertículos:** se trata de hernias que pueden retener restos de alimentos que actúan como auténticas levaduras que provocan procesos de fermentación y malas digestiones. Las tensiones ocasionadas por los gases son dolorosas e incómodas, además de alterar la función cardíaca.

La terapia consiste en regular la alimentación. Todo lo que ayude a evitar la fermentación de los alimentos, como el hinojo, la angélica o las semillas de anís, son una ayuda que debería tomarse a diario. La melisa, como antiespasmódico es muy útil para evitar los dolores abdominales. El aceite esencial de orégano, de menta y de hinojo, a razón de una o dos cápsulas en mitad de las ingestas, ayuda a evitar la fermentación. Finalmente, hay que reemplazar la flora (*véase* el capítulo «Terapias naturales para los intestinos»).

Colon irritado

Marianne es una mujer de cincuenta años, modelo de salud, que hacía muchos años que había comprendido que, en materia de salud, lo mejor era la prevención. Sin embargo, sufría de colon de manera inexplicable, aunque los exámenes médicos no revelaban problema alguno. Los tratamientos le proporcionaban una leve mejora pero nunca conseguía la total normalización del intestino. El factor psicológico era, de este modo, claramente predominante; Marianne era una persona sensible y consciente que se preocupaba tanto de su familia como del mundo en general. Se le practicaron masajes abdominales y se le enseñó a gestionar sus emociones; le aconsejé un tratamiento para mejorar su resistencia nerviosa (omega 3 + relajante natural) y se fue normalizando su sistema intestinal. Los resultados fueron alentadores aunque tuvo alguna recaída, siempre frente a problemas de tipo emocional.

El colon irritado suele ser producto de dos factores:

1. **Carencia de una flora bacteriana** con bacterias beneficiosas, con producción enzimática demasiado restringida como para hacer una buena digestión.
2. **El sujeto es víctima de la ansiedad que se expresa a través del colon** fuertemente enervado.

Ambas circunstancias provocan dolores en una zona precisa del colon, que se vuelve espasmódico y que se convierte en lugar de inflamaciones recurrentes y dolorosas.

La terapia requiere del uso de melisa antiespasmódica y la restauración del ecosistema intestinal (*véase* el capítulo «Terapias naturales para los intestinos»). Los masajes abdominales son muy útiles, así como los métodos de relajación: yoga, sofrología (*véase* el capítulo «Algunos métodos de relajación»).

La rectocolitis

Fabien, de cuarenta y cinco años, tiene un *catering* y trabaja muy duro para sacar adelante su empresa, de modo que no tiene tiempo de cocinar para sí mismo y se nutre de los mismos platos –la mayoría carnívoros– que prepara para su clientela. Vino a verme muy inquieto y le aconsejé un mes de descanso en el trabajo, tiempo que consideré necesario para remediar sus graves crisis intestinales con pérdida de sangre: la rectocolitis hemorrágica. Animé a Fabien a cambiar de dieta, aumentando la verdura y disminuyendo drásticamente la ingesta de carne. Le aconsejé un tratamiento reestructurante de la flora y la mucosa intestinal al que añadí un buen aporte de grasas buenas necesarias para la estructuración de la mucosa (omega 3, 6 y 9). Volví a ver, por casualidad, a Fabien por la calle, al volante de su coche. «¡Es increíble! –me dijo–. Estoy tan recuperado que ya puedo volver al trabajo». Fabien no hubiera tenido un éxito tan rotundo y duradero si, tras el tratamiento, no hubiese modificado su dieta. Seis meses más tarde volvió para hacerse una revisión y recibir los mismos consejos alimentarios que ha seguido desde entonces.

La rectocolitis hemorrágica es una inflamación del recto y del colon con degeneración de la mucosa y hemorragias o supuraciones. La fiebre puede acompañar esta enfermedad que se expresa por brotes. La colonoscopia permite calibrar el estado de las lesiones.

El factor psicológico puede ser consecuencia o desencadenante de las crisis del paciente. **Esta enfermedad es mucho más frecuente en nuestra sociedad, tan amiga de la experimentación alimentaria y tan alejada de nuestras propias necesidades:** alimentación demasiado rica en carnes, bocadillos, poca fibra, desprovista de grasas buenas, cargada de colesterol (grasas cocidas o pasteurizadas) y de OGM.

El exceso de carne es responsable de las inflamaciones con riesgo de lesión. Esto se debe a su concentración en prostaglandinas E2, derivados del ácido araquidónico, cuya acción inflamatoria y endurecedora de las membranas celulares produce inflamación y riesgo de fisuras tisulares.

Durante las primeras semanas de tratamiento, hay que evitar la fibra, que se irá reintroduciendo lentamente cuando los tejidos intestinales recuperen su resistencia y la flora su competencia.

Es de lo más sensato descubrir los errores alimenticios a fin de evitar crisis recurrentes. El tratamiento consiste en restructurar la mucosa y reemplazar la flora (*véase* el capítulo «Terapias naturales para los intestinos»). **Siempre podemos echar mano de los arándanos para eliminar las bacterias patógenas. El uso de aceites beneficiosos es, como siempre, indiscutible** para favorecer la estructura de las células de la mucosa intestinal. Por ejemplo: aceite de soja, de nueces y de oliva, de cultivo ecológico y primera prensa en frío. Se utilizará un antiespasmódico como la melisa para actuar sobre los espasmos dolorosos y tomaremos un suplemento de omega 3 de pescado.

La mejora puede ser relativamente rápida, pero un tratamiento de mantenimiento durante varios meses es necesario para conseguir la curación.

La enfermedad de Crohn

Éste es el caso de Yohann, de treinta y siete años, que vive su enfermedad de Crohn como una desgracia que afectó a la familia, dado que su madre y una de sus tías también la sufren. En Yohann se encuentra el fondo de inquietud habitual que sucede a las crisis. Yohann es padre de un único hijo varón (que no parece afectado) y no quiere tener más hijos por miedo a que alguno herede su dolencia.

Algunos de los principales invasores del sistema intestinal que requieren de los esfuerzos de millones de macrófagos

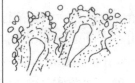 **Escherichia coli (E. coli):** Se adhieren a las microvellosidades y las destruyen. La diarrea es el síntoma más evidente. La invasión urinaria y renal es muy grave.

 Candida albicans: Las levaduras suelen ser redondas, pero cuando se ven filamentos se trata de la *Candida albicans.* Arraiga en la mucosa y son capaces de migrar por todo el organismo, hasta el mismo cerebro.

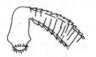 **Tenia o solitaria:** Puede vivir hasta diez años dentro de nuestro cuerpo y mide hasta diez metros. Su cabeza funciona como una ventosa.

 Oxiuros: Con sus numerosos huevos (en torno a 10.000), están muy repartidos en la población infantil en edad escolar. El síntoma distintivo es el picor anal intenso.

Los complejos inmunes: Nódulos toxínicos formados por un antígeno rodeado de anticuerpos, camuflados bajo una capa fibrosa. Se incrustan en los tejidos sanos y los deforman: mucosa intestinal, riñones, nervios, cartílagos, músculos, piel...

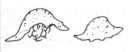 **Macrófagos que fagocitan los complejos inmunes:** Los macrófagos, producidos por el organismo, disuelven los elementos nocivos o extraños. Cuando no son lo bastante numerosos, aparece el caos.

Le propuse un tratamiento de restauración del medio intestinal, flora y mucosa, con corrección de sus hábitos alimentarios: nada de lácteos (ni leche, ni queso, ni yogures, ni nada), nada de fibras grandes, nada de harina de trigo, centeno ni cebada (por la fermentación del gluten). También le recomendé antifermentativos para evitar tensiones en las mucosas intestinales.

Los resultados obtenidos llenaron a Yohann de alegría y dejó de sentir el peso de la fatalidad de esta enfermedad sobre su familia, que también se benefició de los consejos naturales, hasta que todos recuperaron la esperanza en una vida normal. Él y su pareja decidieron tener otro hijo que, en la actualidad, está perfectamente sano. «Noto que me he curado –me decía Yohann–. Ahora puedo comer ensaladas con tomates sin pelar y una vinagreta. Antes eso era imposible». Continuó durante unos meses con un tratamiento de mantenimiento de la flora para estabilizar los resultados.

La enfermedad de Crohn es como la rectocolitis hemorrágica, una enfermedad inflamatoria del intestino. **Hay una predisposición familiar que suele aparecer en el curso de la vida** tras un desorden intestinal al que se añaden estrés o sobrecarga de trabajo y malos hábitos dietéticos. Las crisis se anuncian mediante dolor, pérdida de moco y sangre en las heces y diarrea.

El estado de lesiones en la mucosa intestinal puede asociarse a dolores articulares, lesiones cutáneas, eritema nodoso: nódulos tóxicos, complejos inmunes enquistados en la dermis e incluso en el iris.

La reincidencia estacional, en general en el mes de marzo, puede ser un tanto común, de ahí el interés de practicar terapia preventiva.

La restructuración de la mucosa intestinal, así como la reinstalación de la flora, son ineludibles; el probiótico utilizado debe ser lo más completo posible y con bacterias beneficiosas, **una sola bacteria ausente puede frenar la progresión hacia la salud,** tras una semana de probiótico, se integrará un prebiótico para favorecer el desarrollo de bacterias propias del paciente tratado.

Siempre será positivo hacer una cura de arándanos en cápsulas para purificar el intestino y facilitar la instalación de una buena flora. Durante las primeras semanas de tratamiento hay que evitar todo alimento difícil de digerir, como por ejemplo: fibras de gran tamaño, pan blanco, pasta, fruta cruda y, particularmente, el tomate, cuya tasa de acidez favorece la fermentación en un intestino enfermo. Se utilizarán regularmente cápsulas de hinojo, anís o albahaca, así como melisa entre las comidas para evitar gases y tensiones sobre la mucosa frágil. Esta patología, como la rectocolitis hemorrágica, necesita de exámenes médicos periódicos para situar el alcance de las lesiones y aportar información útil.

El tratamiento natural, en esos casos, presenta un interés mayor: corresponder con las necesidades fisiológicas del aparato intestinal y llevar así al paciente hacia la normalización de su función. Siempre hay que seguir un tratamiento de mantenimiento durante meses y así la curación completa es posible. La mejora se nota cuando el paciente puede comer fruta y verdura cruda sin problemas. El trabajo mental es también muy importante y hay que trabajar este plano para desembarazarse del sentimiento de agresión que implica, por ejemplo, la competición social. Los masajes en el abdomen con aceite esencial de lavanda están muy indicados, asociados a ejercicios de respiración, respirando lenta, profunda y silenciosamente para favorecer la relajación. Aconsejo relajantes naturales como la *rhodiola rosea* o *kuszu* (1 cápsula por la mañana, por la tarde y por la noche).

Los divertículos

Jean-Jacques tiene sesenta y cinco años, una vida muy equilibrada pero «a pesar de todo, tengo divertículos», me dijo, como si sólo se tratara de un factor psicológico. Pero Jean-Jacques comía muchísimo pan. El análisis de sangre revelaba que no presentaba intolerancia al gluten, sin embargo, cuando dejaba de comer pan se arreglaban sus problemas. Tras los primeros efectos positivos de tratamiento normalizador, aceptó un tratamiento de mantenimiento, de varios meses, para restaurar la tonicidad de la mucosa intestinal. Además del pan habitual, que reemplazó por pan de kamut, débil en gluten, evitó tomar fruta tras las ingestas de féculas, para evitar fermentaciones, y se añadieron antifermentantes en cada comida para evitar tensiones en las paredes intestinales, que son un factor de deformación. Las fibras de gran tamaño se evitaron hasta su mejoría. «Con el tratamiento –me dijo–, cada vez estoy mejor». Le recordé a Jean-Jacques la importancia del tratamiento de mantenimiento así como las precauciones alimentarias a largo plazo y lo comprendió perfectamente.

Los divertículos son deformaciones de la mucosa intestinal que sufre diferentes cambios cuando el grado de fermentación es largo y lento, llegando a putrefacciones sucesivas, con colonización de bacterias patógenas e inflamaciones que fragilizan la mucosa; su alteración, formando hernias, se llama diverticulosis. **Se trata de cavidades que pueden almacenar residuos alimenticios en su interior, como levaduras que favorecen fermentaciones crónicas. Los divertículos pueden evolucionar hacia infecciones, perforaciones, peritonitis y hemorragias.** Un examen médico es necesario para evaluar su gravedad.

Se utilizarán arándanos para purificar, melisa como antiespasmódico y antifermentantes como el hinojo, la angélica, el anís y la albahaca. La restauración de la mucosa y la recuperación de la flora deberán perseguirse durante meses. Hay que evitar los alimentos difíciles de digerir (fibras grandes, pasta, pan blanco) que generan fermentaciones, gases y deformaciones (*véase* el capítulo «Terapias naturales para los intestinos») y priorizar la verdura y la fruta cocidas y en puré, en un primer momento.

Los pólipos

Françoise tuvo una peritonitis con 20 años. En la actualidad, con 49 años, acusa pólipos recurrentes de los que se ha operado en ocasiones. La situación hepática no es buena, las infecciones urinarias son frecuentes. Françoise alterna estreñimiento con diarreas y sufre ardor de estómago, esofaguitis y fermentaciones muy molestas. Su tasa de colesterol es de 2,74 gr desde hace 20 años. Su cabello es muy seco y le duelen los ojos. Dice tener pesadillas cada noche.

En un primer momento, el tratamiento consistió en evitar la fermentación con antifermentantes. La alimentación del primer mes no permitía fibras grandes, la fruta debía tomarse alejada de las féculas para evitar su fermentación. Después se reinstauraron las condiciones normales del medio intestinal, flora y mucosa.

El principio de la recuperación se hizo patente en seguida, Françoise no tenía reflujos ácidos, el hígado se volvió más tónico y todo indicaba que se estaba curando.

La mucosa intestinal puede ser la sede de tumores, usualmente benignos (en el 80 por 100 de los casos). Pueden aparecer tras una fase lesiva en la que, el organismo, con su mejor voluntad para cicatrizarse, favorece la proliferación celular. Ese cojín de cicatrización se convierte en tumor, que puede ser benigno o no. Un examen médico determinará la gravedad de los pólipos.

Una buena higiene de vida es el mejor método para evitar ese 20 por 100 de evoluciones hacia el cáncer. Se trata de restablecer la normalidad del medio intestinal, flora y mucosa (*véase* el capítulo «Terapias naturales para los intestinos»). Esta actitud hay que adaptarla cuando sabemos que hay pólipos. Se trata también de cambiar de costumbres alimentarias que conducen a la enfermedad, con el exceso de carne, la ausencia de fibras, el exceso de grasas saturadas (endurecimiento de la mucosa) y el aporte de bacterias patógenas, así como la carencia de fruta, verdura y grasas insaturadas en la dieta.

Se acumulan pólipos dejando perdurar un proceso inflamatorio a través de la diarrea o el estreñimiento no tratado; normalizando la función intestinal se evitan estos problemas (*véase* el capítulo «Terapias naturales para los intestinos»).

Los cánceres intestinales

Pierre vino a verme tras un año de quimioterapia para, como decía él, aumentar sus posibilidades de vencer el cáncer de colon. Antiguo empresario de la construcción, Pierre solía comer en restaurantes y nunca en su casa. El exceso de grasas saturadas, la carencia en grasas insaturadas, el estrés del trabajo y los problemas sentimentales explicaban el estado de Pierre.

No podemos acusar a los lácteos porque Pierre no los tolera. Hace dos años, fue operado de un pólipo en el colon, pero su tendencia al estreñimiento no se solucionó, de manera que le apareció una oclusión intestinal un año después. Por ese motivo lo operaron y descubrieron el cáncer. En la actualidad, Pierre sigue entero, a pesar de la quimio. Su hígado es tónico, pero, a pesar de ello, le aconsejé un tratamiento protector de las células hepáticas, sabiendo que la función hepática es muy importante para desintoxicar el organismo y no permitir la propagación del cáncer en el hígado.

Tras el primer tratamiento, dejó de estar estreñido (método suave, sin fibras grandes). Pierre ha perdido bastante edema de sus piernas. Le propuse, como siempre en estos casos, omega 3 y un tratamiento para restablecer la flora y aumentar la resistencia de la mucosa. Esta terapia no sólo es perfectamente compatible con la quimio, sino que, además, potencia toda su eficacia reforzando la resistencia del enfermo. Pierre continúa su tratamiento en la actualidad y ha iniciado su andadura en las terapias naturales, cuya lógica ha comprendido perfectamente. Se ha convertido en su propio cuidador.

En el caso del cáncer intestinal, la naturopatía debe contemplarse como una terapia únicamente beneficiosa que aumenta las posibilidades de recuperar la buena salud. Sea cual sea el tipo de cura que se escoja, siempre se trata de factores normalizadores perfectamente compatibles y complementarios con el tratamiento alopático. Estos tratamientos consisten en reemplazar las bacterias en la flora mediante la utilización de un probiótico seguido de un prebiótico, favoreciendo un amplio abanico de bacterias beneficiosas. El uso de los arándanos para evitar la adhesión de bacterias patógenas a la mucosa intestinal es vivamente aconsejado *(véase* el capítulo «Terapias naturales para los intestinos»).

– Es preferible **evitar la sal** (las células cancerosas se nutren de la sal). Se utilizará taurina para desintoxicar la célula (1 cápsula al día).
– La toma de **suero de leche en polvo** añadido al agua es interesante por su acción prebiótica y cicatrizante de la mucosa. La insulina actuará también en este sentido *(véase* el capítulo «Terapias naturales para los intestinos»).
– El **zumo de zanahoria fresca** se aconseja por su acción cicatrizante, junto con el **zumo de aloe vera** (1 vaso 3 veces al día, antes de las comidas).
– Un **aporte enzimático** antes de las comidas representa una buena ayuda para la digestión y permite evitar los gases que distienden las paredes intestinales; esas mismas enzimas provocan una acción fibrinolítica (eliminación del moco excedente que protege las células cancerosas, haciéndolas resistentes a los tratamientos) a la que se añade la acción proteolítica (lisis de las proteínas patógenas).

– Se evitarán los almidones a base de gluten de gliadina (trigo, centeno, cebada) para no provocar fermentaciones largas y pro-inflamatorias. Se privilegiará el consumo de copos de avena (con gluten de avenina, más digesta) y de arroz integral en forma de harina para facilitar la digestión y por su riqueza en ácido fítico (antitumoral que disminuye la división celular).

– El **magnesio,** de buena asimilación para optimizar las defensas inmunitarias, es esencial, así como los oligoelementos para mantener en buen estado la flora (a excepción del hierro y del zinc que se desaconsejan en caso de cáncer).

Si la alimentación aconsejada está exenta de fruta y verdura cruda (porque el medio intestinal es incapaz de digerirlas y ocasionan gases e hinchazón) se tomarán cocidas, cuyos zumos y caldos están lactofermentados y son ricos en vitaminas y enzimas. De todas formas, como el aporte de vitaminas es indispensable, particularmente en estas circunstancias, se tomará una cucharada sopera al día de **polen** con agua o largamente masticado.

El cáncer de intestino ocupa la segunda posición, tras el de pulmón, con 25.000 nuevos afectados al año en Francia. Está por delante del cáncer de mama y de próstata. Los grandes comedores de carne multiplican por tres el riesgo de desarrollar un cáncer intestinal. Las dietas adelgazantes hiperproteicas son otro riesgo notable. Comer mucha carne provoca problemas muy considerables. La carne aporta prostaglandinas E2, que son inflamatorias, cuya acción endurecedora (ácido araquidónico) favorece, como ya hemos apuntado, los estados lesivos, y en el caso de exceso de consumo de carnes rojas, las importantes tasas de hierro son protumorales.

Comprendiendo la necesidad de curar los intestinos que sufren de diarrea o de estreñimiento crónico, evitaremos el cáncer en proporciones considerables. Dado que el 70 por 100 de los anticuerpos se producen a partir de una mucosa intestinal sana, mantener este órgano en plena forma es lo más sensato.

Tras un primer cáncer intestinal, hay que cambiar la actitud alimentaria y mantener en buen estado la función digestiva de la forma más natural posible para evitar reincidencias, que siempre serán más graves que los episodios anteriores *(véase* el capítulo «Factores alimentarios: aliar razón y placer»).

Patologías como la **rectocolitis hemorrágica, los pólipos o la enfermedad de Crohn** son consideradas precancerosas y sirven como señal de alerta. Debieran incitar, a quienes las padecen, a modificar sus hábitos alimentarios y reorganizar el medio intestinal con el fin de normalizarlo.

La vía terapéutica de la naturopatía en el caso del cáncer de intestinos, como en cualquier otro tipo de desorden intestinal, es una ayuda suplementaria preciosa hacia la curación.

Los parásitos intestinales

A Charlotte la trajo su abuela a mi consulta, inquieta por su nietecita de once años que vivía, por lo visto, sobreexcitada, con sueño agitado y pesadillas continuas. Los padres de Charlotte, ambos enfermeros, estaban valorando someter a la pequeña ¡a un tratamiento ansiolítico! La preciosa niña presentaba síntomas de anemia, con una melena abundante pero apagada y mate, sin cuerpo; su color de cara era muy pálido y sus ojos hundidos hacían pensar en una parasitosis. Le pregunté si le picaba el ombligo o el ano. Charlotte me dijo que sí, que le picaban mucho. «¿Cuándo duermes, te cae saliva por la comisura de los labios?». La abuela me dijo que sí, que manchaba las almohadas… Charlotte, sencillamente, estaba invadida de parásitos que la habían estado torturando desde hacía años sin que nunca hubiera sido tratada al respecto. Una vez desembarazada de sus molestos invasores, Charlotte inició un fantástico proceso de crecimiento.

Nuestro organismo alberga, sin que lo sepamos, muchos huéspedes indeseables: los parásitos. En Europa se piensa, equivocadamente, que la higiene nos mantiene a salvo de bacterias, virus y parásitos. En lo que respecta a los parásitos, la indiferencia sólo les ayuda a proliferar a sus anchas.

Los parásitos están más extendidos entre los niños (dos niños de cada tres) que entre los adultos (uno de cada tres). Este problema se contempla poco en los niños y nada en los adultos. Lo cierto es que los parásitos causan problemas de comportamiento, irritabilidad y patologías infecciosas recurrentes.

— **La tenia,** también conocida como la solitaria, se propaga por las **aguas contaminadas y el consumo de algunas carnes** (ternera, cerdo, caballo) **insuficientemente cocinadas.** Puede medir de diez a doce metros y puede vivir durante diez años en el organismo. La infestación se puede observar en las heces, que son anilladas. Comporta problemas de tránsito intestinal, anorexia, bulimia y anemia. Para evitar infestarse, hay que cocinar las carnes a más de 60°. **La congelación también presenta la ventaja de destruir los parásitos tras 24 horas de congelación a menos de 18 °C.**

En ciertos países de Asia en los que se consume mucho pescado crudo o ahumado, la contaminación por tenia es un factor corriente. Las personas que viajan deben tomar precauciones porque la tenia provoca graves problemas y una anemia perniciosa.

— **Los oxiuros:** de 5 mm a 1 cm de longitud se instalan a lo largo de todo el intestino. La hembra pone los huevos cerca del ano, especialmente en luna llena, momento en que puede poner hasta 10.000 huevos… Por eso interesa vermifugar en este período. **La contaminación más frecuente es entre humanos,** el adulto tolera ampliamente esta infestación antes de sentir que algo no va bien y que le desespera el picor anal.

La situación es más crítica en los niños porque, rascándose, se llevan huevos en las uñas y al llevarse las manos a la

boca retroalimentan el proceso. La infestación puede llegar hasta el apéndice, provocando apendicitis aguda y, en las niñas, **vulvovaginitis.** Los síntomas más frecuentes son los picores, los problemas del sueño, la irritabilidad, las dificultades digestivas y retraso en el crecimiento. El niño suele presentar ojos hundidos y con ojeras, se rasca mucho el culito y el ombligo, y suele derramársele saliva por las comisuras de la boca, sobre todo cuando duerme. **Los parásitos se instalan fácilmente en los tejidos blandos de los niños y hay que vermifugar dos o tres veces al año en períodos de seis a siete días, siempre en luna llena.** Si un niño tiene gusanitos en el culete, toda la familia deberá ser tratada...

— **Los áscaris:** son gusanos verdes redondeados y cortos. La contaminación sucede por la ingesta de larvas en el agua, en la verdura o en la verdura sucia. Un procedimiento de contaminación en la verdura consiste en abonar con heces no tratadas en forma de compost. En el enfermo se observan dos períodos: la invasión pulmonar con tos y prurito y la fase intestinal con fuerte dolor, alternancia de diarrea y estreñimiento y riesgo (raro) de oclusión intestinal, pancreatitis e ictericia por obstrucción de las vías biliares.

— **El anisakis:** es un parásito de origen marino que contamina una gran cantidad de pescados y crustáceos; su propagación en el ser humano se produce por la ingesta de pescado crudo o ahumado. Se estima que en ciertas regiones de España el 14 por 100 de la población está infestada. Los síntomas son la fatiga, las náuseas, los vómitos y una dermatosis característica con alveolos rojos en el cuerpo, causados por las toxinas liberadas por el parásito. Una solución práctica para comer pescado crudo consiste en congelarlo por lo menos 24 horas a menos de 20 °C. En ciertos países asiáticos, su virulencia es tal que los occidentales podemos llegar a morir con una de estas infestaciones que llegan a través del sushi y por la presencia de metales pesados.

Todas las parasitosis son inmunodeficientes y este inconveniente representa, paradójicamente, una ventaja para los que presentan cuadros alérgicos o autoinmunes porque, en estas dolencias, la bajada inmunitaria es favorable para la atenuación de sus síntomas (estudio de los profesores Weinstock y Maizels).

Los vermífugos naturales son perfectamente eficaces:

— **Las pipas de calabaza** se pueden consumir a cualquier edad, en grano o machacadas, pero son mucho más eficaces frescas.
— **El ajo** o las **cápsulas de ajo.**
— Cápsulas de **polvo de helecho macho** (sólo en adultos).
— **Aceites esenciales** como el de albahaca, orégano, ajedrea, tomillo, canela… (sólo en adultos).
— **Extracto de pipas de pomelo** (sólo en adultos).

También podemos preparar la siguiente receta: llenar una botella con ajos y cebollas picadas, a los que añadiremos alcohol de 60°; dejaremos la preparación a sol y serena durante 10 días. Después, tomaremos 2 cucharaditas disueltas en un poco de agua antes de cada comida, durante 15 días.

Los probióticos y prebióticos se emplearán para reconstruir la flora intestinal y barrar el paso a los parásitos.

Una parasitosis exótica cabe ser mencionada: se trata de la **amibiasis,** relativamente frecuente desde que la gente viaja con facilidad. Las amebas son una especie de saco pequeñito, muy repartidas por el continente africano, en Corea y en China, países en los que perdura la costumbre de emplear excrementos humanos como fertilizante. **La contaminación tiene lugar por aguas contaminadas y alimentos crudos (carnes crudas y pescados ahumados).** Los síntomas son diarreas violentas, los parásitos atacan las paredes intestinales **provocando lesiones y, a veces, abscesos.** El enfermo siente fuertes dolores abdominales con falsa sensación de necesitar evacuar inminentemente. Las deposiciones son numerosas, grumosas o sangrantes. El tratamiento rápido de este problema evita años, decenas de años, con crisis intermitentes y síntomas tales como las hemorragias intestinales, con riesgo de lesiones, perforaciones del colon y alteraciones físicas.

La migración de parásitos, si llegan al sistema linfático y sanguíneo, puede llegar al hígado o a los pulmones, con riesgo de abscesos que requieran de intervención quirúrgica... **El cerebro y la piel pueden verse afectados.**

El tratamiento natural es el descrito más arriba, al que se añadirá melisa como antiespasmódico y arcilla o carbón como absorbentes en caso de diarrea.

Los consejos a los viajeros consisten en no beber agua corriente ni consumir frutas o verduras crudas y lavadas en el grifo, así como lavarse los dientes con agua mineral o hervida.

Estando de viaje, conviene tomar cápsulas de aceites esenciales como el tomillo, la ajedrea, la canela, la albahaca o el orégano, y comprimidos de pipas de pomelo, para eliminar esos huéspedes indeseables.

Como siempre, los tratamientos prebióticos y probióticos se utilizarán para asegurar una buena protección natural del medio intestinal.

En la alimentación, se evitará la ingesta de alimentos azucarados porque los parásitos adoran todo lo dulce y se comerá ajo crudo, porque lo odian.

Las micosis o candidiasis

Edwige vino a consultarme porque llevaba decenas de años sufriendo dolores intestinales con gases fétidos que la incomodaban mucho. Esta mujer de cuarenta y seis años presenta aftas a menudo, y mal aliento; sus digestiones son lentas y pesadas, provocándole gases y espasmos sistemáticamente. Fue a hacerse pruebas médicas que confirmaron el diagnóstico de micosis: la *Candida albicans* había invadido el organismo de Edwige desde hacía mucho tiempo. Como le expliqué: «Esta enfermedad es la guerra entre el bien y el mal», se trata de matar la *Candida albicans* y sustituirla por bacterias beneficiosas para no permitir a los hongos colonizar el medio intestinal; además, se deben estimular las defensas inmunitarias para que combatan los hongos parásitos que son las *candidae*. Además, hay que proteger la función hepática que se ve disminuida por las toxinas liberadas por la cándida. Edwige rectificó su alimentación: basta de azúcares y féculas refinadas porque los hongos se alimentan de ellos... Rápidamente se sintió mejor, pero tuvo que seguir con la lucha durante meses para liberarse por fin de sus huéspedes.

En el 90 por 100 de los casos de hongos, se trata de la *Candida albicans*, **hongo microscópico que ataca tanto a humanos como a animales.** Las mujeres se ven más afectadas que los hombres y los hombres circuncisos son los menos afectados de todos por esta afección sexualmente transmisible. Entre los hombres y mujeres afectados por candidiasis, **el 50 por 100 desarrollan una candidiasis crónica** que evolucionan por brotes durante muchos años, incluso decenas de años; el 75 por 100 de las mujeres se ven afectadas por este hongo alguna vez en su vida y el 30 por 100 de las embarazadas la sufren. **La** *Candida albicans* **es una levadura que vive naturalmente en nuestro organismo, pero puede convertirse en un moho.** La forma de moho filamentoso es la más nociva. La *Candida albicans* inhibe las defensas, provoca pérdidas blancas o leucorrea en las mujeres e irritaciones en el pene de los hombres. Como es resistente a los jugos gástricos, se ubica también en la saliva.

La dificultad para erradicar esta invasión sale de la **capacidad de la** *Candida albicans* **para transformarse** (así, engañan a los anticuerpos y escapan), además de **su propiedad para arraigar en las mucosas** gástricas e intestinales, llegando a penetrar en el tejido sanguíneo y el linfático, donde vierten la gran cantidad de toxinas que producen, desencadenando reacciones alérgicas que acompañan a las micosis. Por lo tanto, se pueden desarrollar alergias inopinadas por estar contaminado con candidiasis. La degradación del medio intestinal es sistemática, la cándida destruye las bifidobacterias de la flora intestinal. La digestión se ve alterada, se produce mal aliento, las aftas, los gases, la hinchazón, las diarreas o el restreñimiento, los espasmos, el picor anal, las migrañas, la espasmofilia…

De hecho, la cándida migra por la sangre y la linfa hacia todo el organismo: aparato urinario (cistitis), vagina, garganta, boca, ojos, nariz, uñas, piel, cerebro. Los ataques psíquicos se multiplican con la ansiedad: irritabilidad, depresión, falta de concentración, falta de memoria, incluso esquizofrenia…

Además, la cándida fabrica –a partir del azúcar– acetaldehído, que inhibe el neurotransmisor dopamina.

La extensión de la enfermedad puede reconocerse por una lengua blanca recubierta de un revestimiento muy adherido que puede propagarse a mejillas y laringe, al que se le da el bonito nombre de muguet… Las personas inmunodeprimidas son las más afectadas: niños pequeños, personas mayores o debilitadas.

Algunas mujeres sufren candidiasis crónica y ésta se manifiesta por quemazón con prurito, pérdidas que huelen mal, vaginitis… La recurrencia es constante, lo cual es muy molesto. El problema aumenta durante las reglas, cuando el pH vaginal es más alcalino. Las micosis, como todos los agentes infecciosos, son más prolíficas en medios calientes y húmedos. La ropa sintética y muy ajustada ayuda a los hongos a pasar del medio anal al vaginal.

El primer lugar de proliferación de las micosis es el intestino y es ahí donde hay que actuar para detener el proceso. En las mujeres, es necesario actuar también en la zona vaginal para evitar vaginitis y la contaminación por contacto. Es sensato utilizar óvulos de própolis de aplicación vaginal por la noche, al acostarse, alternando un día de cada dos con un óvulo probiótico para reconstruir la flora vaginal.

Otros síntomas evocadores de la candidiasis son la fatiga crónica, dolores musculares o articulares ligados a **la fuerte presencia de anticuerpos que, no utilizados, agreden los tejidos sanos, provocando enfermedades autoinmunes.**

La imperiosa necesidad de azúcar puede ser un índice, las cándidas son muy golosas y usan **el azúcar como comida, provocando hipoglucemias,** de ahí las somnolencias tras las comidas y los posibles desarreglos pancreáticos… La regulación de la glicemia es complicada, las cándidas favorecen la bulimia de azúcar y el azúcar favorece la proliferación de las cándidas.

El tratamiento para esta patología es un auténtico esfuerzo que supone la comprensión de la enfermedad y del tratamiento para asumir la eliminación de los focos productores del problema.

Las condiciones que favorecen las micosis son las siguientes:

- **La toma de antibióticos** que, destruyendo las bacterias beneficiosas, ocasiona un vacío que se ocupa, en el 30 por 100 de los casos, con hongos. También afecta la ingesta de **corticoides, algunos antiinflamatorios o la quimioterapia.**
- **Una alimentación demasiado dulce.**
- **La diabetes.**
- **Los traumas emocionales.**
- **La contaminación sexual.**
- **Descenso inmunitario.**
- **Carencias en vitaminas y oligoelementos como A, B$_6$, C, zinc, magnesio, selenio, ácidos grasos insaturados.**
- **Carencias enzimáticas** por insuficiencia hepática o pancreática.

La alimentación debe orientarse de manera precisa:
- Nada de azúcares rápidos, dulces ni confituras.

– Nada de harinas blancas, ni arroz blanco, ni pasta refinada, ni pan blanco, ni almidón, ni cereales refinados.
– Nada de levaduras: cerveza, sidra, quesos fermentados, salsa de soja, tamari, alcohol ni, evidentemente, ningún suplemento a base de levaduras que favorezca la candidiasis.

Los remedios para la candidiasis deben conjugarse para vencer a este enemigo insidioso.

1. Los antifúngicos para destruir hongos con:
   – **ajos crudos o 1 cápsula de ajo** antes de cada comida
   – **extractos de semillas de pomelo** con la misma posología
   – **tisana de berberís**, 1 taza 2 veces al día
   – **el lapacho** en cápsulas o en tisana, con cada ingesta
   – **la manzanilla alemana** en tisana o en cápsulas

2. **La estimulación inmunitaria** con:
   – echinacea
   – jalea real

3. **Enzimas digestivas** para optimizar las digestiones y drenar toxinas liberadas por los hongos:
   – papaya, kiwi, piña (2 cápsulas de una u otra fruta, en cada ingesta)

4. **Los probióticos y, sobre todo, los prebióticos de tipo insulina,** para instalar una buena flora e impedir la implantación de las cándidas, durante varios meses.

5. **Tratamiento del hígado** indispensable porque las cándidas liberan toxinas que agotan los hepatocitos:
   – *Chrysantellum americanum, Desmodium,* cardo mariano.

Estos tratamientos deben seguirse durante bastante tiempo, tanto como persistan las cándidas. Hay que tener en cuenta que toda ingesta de antibióticos comprometerá el tratamiento y sus resultados; los antibióticos destruyen la flora y favorecen la implantación de las cándidas. Después de los sesenta y dos años, todos sufrimos un descenso natural de las defensas, favoreciéndose la instalación de hongos, difíciles de eliminar. Cualquier estrategia debe ser seguida al pie de la letra para combatir esta patología y recuperar la salud.

La hidroterapia del colon puede ser eficaz para eliminar los hongos continuando el tratamiento de normalización del medio intestinal para no permitir su reinstalación.

Pero aquí también prefiero mi receta de dieta con sopa de verduras sin sal y compota de frutas sin azúcar, tanta como se quiera, porque su acción purificante actúa desde el primer momento en el intestino delgado.

Capítulo 6

Las enfermedades consecutivas a los desórdenes intestinales

Como ya hemos visto, las patologías intestinales no andan faltas de originalidad y sus consecuencias sobre el estado general son de una diversidad impresionante.

La contaminación intestinal penetra muy fácilmente en la mucosa intestinal porosa y migra por todo el organismo alterando cualquier órgano al que llegue. **Se puede situar cerca del 80 por 100 el número de enfermedades relacionadas con desarreglos del intestino con:**

- **Ataques circulatorios con deformaciones venosas, edema en miembros inferiores** (las intoxicaciones sanguíneas y linfáticas comportan una deformación de los hematíes, que se dilatan, lo que ocasiona una hinchazón característica de los miembros inferiores), este fenómeno se agrava con el calor. Estos enfermos soportan mal los calores.
- **Los ataques cerebro-neurológicos** con esclerosis por placas, esquizofrenia, depresión nerviosa, neurastenia, autismo... La mayor parte de enfermos mentales presentan desórdenes intestina-

les característicos. La psiquiatría ganaría mucho si contemplara la normalización del medio intestinal en sus pacientes; sólo los conducirían a mejoras significativas a todos los niveles.

- **Los ataques cardíacos** por migración de agentes infecciosos al corazón, a través de la circulación de la sangre, con graves riesgos de infección cardíaca.

- **La poliartritis** como otras enfermedades autoinmunes (esclerosis por placas, lupus eritematoso, **fibromialgias** con dolores musculares y fatiga permanente en todas esas enfermedades se debe considerar un posible origen intestinal como causa desencadenante.

- **La diabetes,** una mucosa duodenal sana produce una hormona –la colecistoquinina– que acciona las contracciones del páncreas y de la vesícula biliar, las cuales no serían posibles si parte del intestino está dañado, que propician la secreción de insulina y de otras enzimas digestivas como las proteasas y las lipasas, encargadas de digerir las proteínas y las grasas.

- **La sobrecarga y la insuficiencia hepática:** las toxinas vehiculadas por la sangre atraviesan el hígado, que intentará hacer su trabajo como central depurativa de la sangre, hasta agotar los hepatocitos y dejar de funcionar bien.

- **Acidez estomacal** que puede estar relacionada con los reflujos por culpa de las putrefacciones y fermentaciones intestinales; frente a una gastritis, si hay desórdenes intestinales, arreglando éstos se arregla la gastritis.

- **El desequilibrio hormonal:** tras el agotamiento hepático, el hígado ya no puede sintetizar la progesterona y la carencia de esta hormona produce reglas dolorosas y abundantes. En esas circunstancias, los estrógenos se desarrollan sin la acción antagonista de la progesterona, favoreciendo la hiperestrogenia y desarreglos tales como síndrome premenstrual, edema, fibroma, hipertensión, quistes, etc. Otra circunstancia derivada del exceso de estrógenos se añade cuando el medio intestinal no es capaz de asegurar **una buena evacuación de los xenobióticos (hormonas que ya han hecho su trabajo),** lo que aumenta aún más la tasa de estrógenos con consecuencias graves para la salud.

- **Las enfermedades ORL y bronquiales** que se pueden poner casi siempre en relación con los desórdenes intestinales: las bacterias patógenas y el exceso de moco producido por el intestino pueden taponar los pulmones en forma de grumos y las vías nasales en forma de sinusitis. Si la situación intestinal no mejora, se instala la cronicidad también en la zona pulmonar y ORL.

- **Las enfermedades de la boca, como las aftas recurrentes** (enfermedad de Behçet), están relacionadas con el edema toxínico generado por el desarreglo intestinal, expresado en la boca. El descalzamiento dental, además de ser debido al tabaquismo o a la falta de higiene, puede relacionarse con un defecto metabólico de origen intestinal.

- **Las dermatosis craneales, granos, picazón e inflamaciones del cuero cabelludo,** costra láctea, son consecuencia de migraciones toxínicas, bacterianas, de origen intestinal. La intolerancia a la leche de vaca suele ser frecuente en esos casos pero, como ya hemos apuntado, puede haber más intolerancias.

- **Las dermatosis como el eccema, el acné o la psoriasis** se sitúan entre los factores de problemas intestinales y nerviosos. A menudo responden al estreñimiento o a la tendencia a la diarrea con intoxicación, y luego el estrés hace el resto tanto en los intestinos como en la piel, que están fuertemente inervados y reciben las emociones. Así se desequilibran recíprocamente.

- **Las hemorroides** afectan más a las personas estreñidas que al resto (por los esfuerzos que hacen para poder evacuar), así como a las sedentarias o a las personas obligadas a permanecer inmóviles (*véase* el próximo capítulo).

- **El prolapso o descenso de un órgano** puede suceder por los esfuerzos consecutivos para evacuar, cuando se está crónicamente estreñido.

- **Concentración de nitratos:** la eliminación de los nitratos es uno de los papeles del intestino y, si su trabajo es deficiente, **los nitratos se concentran** y forman un nexo con las proteínas. Entonces se las llama nitro-saminas y son particularmente cancerígenas.

- **Artrosis, artritis y reumatismos toxínicos** representan más del 80 por 100 de los casos de inflamaciones articulares; las toxinas intestinales se alojan en los tejidos cartilaginosos u óseos, provocando inflamaciones dolorosas y pérdida de plasticidad del cartílago y de la resistencia ósea.

- **El ácido úrico** es secretado por los riñones en dos tercios y por las bacterias cólicas en un tercio. Una función intestinal imperfecta favorece el exceso de ácido úrico y, en consecuencia, la degeneración ósea y cartilaginosa. **A eso se añaden las masas toxínicas o los complejos inmunes producidos por los intestinos, que se incrustan en cartílagos y huesos** provocando dolores y deformidades.

- **Aumento de peso:** un intestino funcional produce un péptido YY que inhibe el apetito. Hay tasas muy débiles de este péptido entre los obesos. Otro péptido secretado por el intestino delgado, la oxintomodulina, actúa directamente en la sensación de saciedad... Un intestino sano permite el control del apetito.

- **Las infecciones urinarias:** se deben, casi esencialmente, a desarreglos intestinales. Las bacterias patógenas del intestino migran fácilmente a la zona urinaria; en la mujer aparecen cistitis y en el hombre es **un factor mayoritario de infección prostática** con la carencia de prostaglandinas PGE1. Sin tratamiento normalizador de los intestinos, la inflamación prostática persistirá.

- **El cáncer:** tras diversas situaciones inflamatorias, la mucosa intestinal acusa deformaciones (divertículos), lesiones (pólipos) y en el 20 por 100 de los casos son malignos. También cabe considerar los cánceres secundarios a la porosidad intestinal, generados por una fuerte migración de toxinas a la sangre y la linfa;

éstas irán agotando la función hepática y lograrán penetrar en las células modificando el ADN. En caso de cáncer, de la naturaleza que sea, es imperativo recuperar el medio intestinal, sabiendo que el 70 por 100 de los anticuerpos se produce en una mucosa intestinal sana.

— **Problemas cerebrales** tales como la depresión nerviosa, la neurastenia, esquizofrenia, pueden tener su origen en desórdenes intestinales con intolerancias alimentarias, donde la migración de complejos inmunes o de *Candida albicans* u otros agentes patógenos llegan hasta el cerebro.

— **La fatiga crónica, la anemia,** por falta de ferritina debida a la incapacidad intestinal para metabolizarlo, es un fenómeno habitual en las deficiencias intestinales.

Capítulo 7

Diferentes factores que inciden en los desórdenes intestinales

En la infancia

Los desórdenes intestinales pueden aparecer tras un único **factor alimentario** (productos lácteos de vaca, ausencia de fibras, etc.) pero, a menudo, se acumulan inadaptaciones alimentarias, **el estrés y la ingesta de medicamentos nocivos.** En ese caso, los desórdenes no se curan, no desaparecen y se mantienen crónicos. En otros casos, los problemas se inician desde el nacimiento mismo a causa de **una forma de parto inadecuada** y un **daño en la flora intestinal de los bebés por ausencia de leche materna.** Podemos pagar durante muchísimos años los errores de la alimentación artificial de los años cincuenta, sesenta, setenta y ochenta.

También evocaremos el mal comienzo de la vida y las diferentes causas alimentarias, neuropsicológicas o medicamentosas, así como las causas derivadas del sedentarismo obligado: parálisis y envejecimiento del sistema digestivo.

Preparar el embarazo y cuidar el intestino

Un embarazo perturbado por carencias alimentarias o por estrés puede estorbar en la estructuración del feto… Los traumas prenatales fragilizan la vida del bebé en su estructura nerviosa y en su metabolismo. **Un ejemplo es la carencia de ácido fólico (vitamina B₉), que es gravemente sufrida por la madre y el hijo,** y que comporta falsos partos, malformaciones de la médula espinal y del cerebro en el niño. Encontramos estas carencias en mujeres que se nutren mal, que no comen verdura verde como coles, espinacas o soja, ni cereales integrales, ni patatas, ni rábanos o remolacha, pepino, tomate y todo lo que aporte ácido fólico. Las mujeres muy jóvenes que se quedan embarazadas no tienen suficientes reservas de ácido fólico, sobre todo si han seguido algún régimen para adelgazar, por los métodos anticonceptivos orales, por afecciones previas intestinales, celiaquía, enfermedad de Crohn, colitis ulcerosa y todo lo que altere la absorción del ácido fólico.

Los suplementos de omega 3 de origen animal (grasa de pescado) son necesarios porque su carencia es muy frecuente. Se propone 1 gr al día. Este lípido participa en la correcta estructuración celular de todos los tejidos, como las neuronas de la madre y el bebé. Evidentemente, hay que escoger suplementos de omega 3 garantizados y sin PCB *(véase* página 111).

Dado que el aporte de minerales es de suma importancia, se priorizarán los alimentos ecológicos, más ricos en oligoelementos y desprovistos de pesticidas y conservantes. **La función intestinal de la madre debe cuidarse durante todo el embarazo,** primeramente para asegurar la buena formación del feto con un aporte de sangre libre de toxinas y otros patógenos, pero también porque cuando el bebé nazca, **necesitará buenas bacterias de su madre que captará en el momento de su paso por la vagina y le permitirán crear su propia flora digestiva.**

El estrés durante el embarazo puede inhibir la correcta estructuración del feto, podemos pensar que el órgano de la madre que se vea afectado por el miedo, será también vulnerable en el hijo. Por ejemplo, **si la mucosa intestinal, fuertemente inervada, recibe una cantidad de descargas nerviosas en la madre, puede haber una incidencia en la formación intestinal del feto.** El estrés es más intenso en nuestra época, donde la competición se extiende hasta el mismo ocio y donde los ritmos de trabajo son endiabladamente acelerados... Y no siempre disponemos de alimentos de estructuración nerviosa, como los omegas 3, 6 y 9 o el calcio y el magnesio.

A esto se añade un consumo irresponsable de café. **La cafeína atraviesa la placenta y llega al feto,** que se verá expuesto a los alcaloides del café. Y una vez nacido, le llegará a través de la leche de la madre, perturbando el sueño del bebé.

El modo de parto y la lactancia

«Las generaciones del biberón»

El inicio en la vida de un bebé tiene una importancia indiscutible. No es raro ver a adultos con problemas intestinales con intoxicaciones secundarias porque, desde la infancia, no tuvieron normalizado el sistema intestinal.

Desde el inicio de la vida, la formación del sistema digestivo depende del modo en que tuviera lugar el parto y si hay o no lactancia materna. Cuando esas etapas no son respetadas según las reglas naturales, el bebé puede empezar su vida con un intestino mal estructurado o poroso. Esta situación deja la puerta abierta a todas las infecciones; las mucosas no serán capaces de hacer su trabajo de filtro y la flora deficiente favorecerá la instalación de agentes patógenos.

Hoy pagamos los errores de «los años de biberón» y las considerables tasas de colitis, divertículos, pólipos o cánceres intestinales que conocemos en la actualidad son su consecuencia.

Cuando llega al mundo, el bebé debe pasar por la vagina de su mamá, así, capta por sus propios medios las bacterias beneficiosas de la flora vaginal de su madre, a partir de las cuales creará su propia flora. Pasar sus primeras horas de vida con ella también le permitirá recibir bacterias beneficiosas. **La primera noche del bebé, junto a su madre, es tan importante que se ha demostrado que, si no la pasa con ella, el bebé tiene muchas probabilidades de desarrollar alguna alergia.**

Los niños nacidos por cesárea y los bebés prematuros, que no se han podido beneficiar de un parto vaginal, se verán colonizados por las bacterias de las personas que cuidan de ellos.

Las bífidobacterias necesarias para la flora del bebé, que le aseguran el efecto barrera y se oponen a la instalación de bacterias patógenas, a veces tardan meses en aparecer. Eso puede ocasionar en el bebé infecciones recurrentes que, encima, se tratan con antibióticos. Los antibióticos no son capaces de distinguir entre bacterias buenas y malas, y la poca flora que un bebé haya sido capaz de fabricar será destruida, dejando espacio para las candidiasis, parasitosis y otros patógenos que redoblen las enfermedades infecciosas.

La leche materna es un elemento imprescindible para la estructuración de las mucosas digestivas del bebé

Considerar al bebé como una persona ya formada y terminada desde que nace es un error garrafal. La lactancia materna debe ocupar, como mínimo, los seis primeros meses de vida, gracias a la cual formará los tejidos mucosos que le permitirán conseguir un verdadero metabolismo sano y autónomo. La leche materna aporta la preciosa lisozima: una proteína de la que derivan **125 aminoácidos;** esta estructura básica está presente en la leche humana (de 15 a 500 mg por litro) así como en las leche de yegua y de burra. Pero la leche de vaca apenas la contiene. Además de sus propiedades en la construcción de tejidos, la lisozima es un potente bactericida que protege al bebé contra los invasores nocivos, como bacterias, virus y parásitos. La **lactoferrina** es otra proteína básica, presente en la leche humana y particularmente en el calostro. Aporta un hierro biodisponible y estimula la producción de **bifidobacterias que constituyen la flora del bebé y le aportan una actividad antifúngica e inmunoestimulante.** Hay diez veces más lactoferrina en la leche de mujer que en la leche de vaca, aunque hay tasas interesantes en la leche de yegua y de burra.

Los ácidos grasos insaturados representan otra ventaja de la leche materna por sus propiedades estructurantes en las membranas celulares. El cerebro contiene, normalmente, hasta un 60 por 100 de grasas insaturadas indispensables para los intercambios neuronales. Gracias a este factor, los niños alimentados por sus madres no presentan prácticamente jamás eccemas, salvo en los raros casos en que las madres se nutran mal. La tasa de ácidos grasos insaturados es seis veces más elevada en la leche de yegua y burra que en la de vaca.

El alquilglicol, materia grasa específica, presente en el hígado, el bazo, la médula ósea y los ganglios linfáticos, es un componente de la leche de mujer, cuyo aporte es de primera necesidad para permitir al bebé protegerse contra las infecciones (desarrollo de defensas inmunitarias) así como para favorecer un buen equilibrio sanguíneo y la buena estructuración de los tejidos.

Los inconvenientes relacionados con la ausencia de lactancia materna no se sitúan sólo en los intestinos —que, imperfectamente estructurado, será un nido de agentes patógenos— sino que producirán malas digestiones y su cohorte de intoxicaciones que invadirán los tejidos del bebé. **Dicha autocontaminación viene inducida por los aporte químicos de la alimentación artificial.** Si consideramos que la contaminación interna y la externa se conjugan entre sí, comprenderemos la alarmante tasa de niños con cáncer.

En cuanto a las generaciones criadas con biberones, desde los años cincuenta a los ochenta, aún hoy están pagando las facturas de una alimentación inadecuada en sus primeros meses de vida y de todo el abanico de carencias que dicha alimentación artificial les produjo. **Podemos encontrar gente de cuarenta y cinco años con artrosis toxínica cuyo origen se remonta a la más tierna infancia...**

En cuanto a la vía terapéutica, si el niño no es alimentado por su madre, es preferible optar por la **leche de cabra** con suplementación de **leche de yegua** (generalmente en polvo, a razón de 2 o 3 cápsulas abiertas en el biberón). A menudo, cuando el bebé es debilucho, se puede añadir al biberón una cápsula de **calostro bío** más una cápsula de **bifidobacterias** que aceleren la instalación de una flora bífida para la digestión del bebé. El progreso conseguido **es toda una alegría, tanto en el desarrollo del bebé como en su color de cara,** en la ausencia de dermatosis y otras enfermedades infecciosas.

La suplementación en probióticos en los niños prematuros de bajo peso evita su mortalidad ¡que pasa del 12,1 por 100 al 0 por 100!

La alimentación del bebé debe estar en consonancia con su madurez digestiva

Pensar que un niño es un campeón precoz porque con tres meses toma zumo de naranja y con seis meses come carne, es un error gigantesco que sólo le traerá problemas derivados de la fermentación y gases dolorosos que, a la larga, destruirán su medio intestinal, que es frágil en todos los peques. Hay que seguir una progresión precisa con la diversificación alimentaria de los bebés.

Durante los seis primeros meses de vida, el bebé deberá ser alimentado exclusivamente por su madre y, si ésta no puede

alimentarlo, con biberones a base de leche de cabra comple-mentada con polvo de leche de yegua o de calostro, o bien con **leche de almendras** con suplemento de **polvo de leche de yegua,** que son una buena asociación (¡cuidado con la leche de soja: produce un 25 por 100 de intolerancias! Es mejor evitarla). **La alimentación diversificada sólo debe empezar a partir de los siete meses** y, a partir de entonces, se irá introduciendo una verdura o fruta nueva cada semana, con las correspondientes grasas insaturadas que se añade a los alimentos (sin cocerlas), esto es, aceite de oliva, aceite de sésamo, a razón de una cucharadita de café al día para empezar, luego media cucharada sopera, etc. además de los biberones o el pecho, naturalmente:

A partir de los 7 meses

1.ª semana: introducción de zanahorias cocidas, en puré, con un chorrito de aceite (una cucharadita de café).

2.ª semana: introducción de patatas con un chorrito de aceite.

3.ª semana: introducción de la compota de manzana, sólo 2 o 3 cucharaditas los primeros días hasta los 100 gr al día, siempre con una cucharadita de aceite con las verduras.

4.ª semana: introducción del arroz en forma de harina, con una cucharadita de aceite.

5.ª semana: introducción de harina de mijo con una cucharada sopera de aceite, que puede sustituirse por una cucharada sopera de puré de almendras, rico en grasas buenas y proteínas.

6.ª semana: introducción del plátano chafado con, por ejemplo, harina de arroz y puré de almendras + una cucharada de aceite.

7.ª semana: aporte de avena en forma de harina o copos pequeños (muy digestos) + una cucharada de aceite.

8.ª semana: se introduce la coliflor y el hinojo cocidos con, por ejemplo, patata + una cucharada de aceite.

A partir del 8.º mes se pueden introducir las proteínas tales como la carne de ave, el jamón, el pescado, la yema de huevo, que son muy importantes para el desarrollo tisular intenso del bebé.

Es imperativo no darle sal al bebé durante su primer año de vida.

El zumo de frutas y la fruta cruda se darán a partir del 10.º mes.

La supervisión de las heces del bebé nos informará sobre sus digestiones cuando haya diarrea o estreñimiento –particularmente si se repiten varios días– para sospechar del nuevo alimento que parece no sentarle bien, seguramente por falta de madurez de su sistema digestivo.

La toma de antibióticos

Los antibióticos a veces son necesarios y salvan muchas vidas, pero si se toman cada dos por tres provocan la mutación de las bacterias, que se transforman para escapar a sus agresores y, de este modo, se vuelven más resistentes. **Por otra parte, los antibióticos no tienen la facultad de distinguir las bacterias patógenas de las buenas y destruyen todo lo que encuentran, incluida la flora intestinal,** que, contrariamente a lo que se piensa habitualmente, no se reconstituye ella sola ni con facilidad.

Las zonas devastadas por los antibióticos dejan paso a los agentes patógenos, tales como micosis (usualmente la *Candida albicans*), parasitosis o bacterias patógenas…

Si bien el proceso patológico se retroalimenta ocasionando bronquitis, rinitis, otitis recurrentes…, no hay que usar antibióticos más que cuando sea estrictamente necesario, cuidando que la flora intestinal se reconstituya después, utilizando **un tratamiento prebiótico y probiótico a base de bacterias bífidas.** Así, se evitarán recurrencias infecciosas y el bebé recuperará la salud completamente.

El autismo y los intestinos del niño

El autismo es una dolencia cada día menos misteriosa, aunque los factores desencadenantes siguen siendo objeto de estudio.

El autista es un niño que rechaza el contacto físico, que no es sensible a la palabra y que, en ocasiones, presenta problemas locomotores. Estos niños rehúyen la mirada directa, su elocución es retardada e incompleta. **Entre los diferentes factores** que pueden desestructurar el sistema nervioso, se observan **intolerancias alimentarias, gluten, caseína y otras sustancias alimenticias. La porosidad intestinal, que puede aparecer desde la misma formación del feto, debe tenerse en cuenta** como un factor posible, **la intoxicación por metales pesados, que puede inhibir las peptidasas y volver la digestión del gluten imposible, ciertas vacunas, secuelas virales, una fuerte micosis o parasitosis, la carencia en omega 3** (la tasa es siempre baja entre los niños autistas), son otros factores que pueden conjugarse. Según las observaciones del doctor Skorupta, psiquiatra, es preferible tratar a estos niños lo antes posible antes que acusen un serio retraso del desarrollo.

No obstante, cuando los problemas psicológicos se acompañan de problemas intestinales, nunca está de más mejorar la salud general de estos niños normalizando su función intestinal. Utilizo, en estos casos, la leche de yegua por sus proteínas reparadoras de la mucosa intestinal (lisozima, glutamina) y por sus omega 3.

Los niños y la alimentación

Acostumbra a un niño a comer verdura y fruta desde muy pequeño y lo estarás ayudando de por vida.

Nutrirse es una necesidad además de un placer. Nuestra época coloca el placer por encima de todo y ha eclipsado la idea de necesidad alimentaria. Los niños no quieren comer si lo que se les ofrece no tiene regalito sorpresa como hacen en los *fast foods,* donde parece que la nutrición es secundaria. **Demasiado salada, demasiado azucarada, frituras y quesos…, esa alimentación se inscribe en el cerebro de los niños para toda la vida. Un adulto vuelve fácilmente a sus hábitos alimentarios de la infancia** y le costará mucho comer fruta y verdura si no lo hizo de pequeño, siendo éstas las garantes de una buena función intestinal y una buena salud.

Desde que tiene uso de razón, hay que introducir en el niño la noción de que uno se alimenta para estar fuerte y sano, para crecer y estar guapo y que hay que elegir los alimentos con cuidado para conseguir los objetivos.

Factores psiconeurológicos de los desórdenes intestinales en los adultos

El estrés

Por su fuerte implantación nerviosa (100 millones de neuronas), **la zona intestinal es un órgano de descargas psicoemocionales.** Algunos dicen que el vientre es un «segundo cerebro»… Es un poco exagerado porque, que yo sepa, nadie operado de los intestinos pierde capacidad intelectual. Las emociones, las tensiones nerviosas, pueden expresarse rápidamente a través de los intestinos y perturbar el peristaltismo, ralentizándolo (estreñimiento) o acelerándolo (diarrea).

El equilibrio entre el sistema parasimpático y el simpático permite el correcto movimiento intestinal. En estado de calma, el sistema parasimpático conduce el bolo alimenticio, mediante movimientos sucesivos, hacia su expulsión. En estado de ansiedad, interviene el sistema simpático bloqueando el peristaltismo, lo cual estanca el bolo alimenticio con dolorosos espasmos, la digestión no se hace correctamente, los alimentos fermentan y se pudren, ocasionando gases fétidos. Cuando la situación se repite, la flora se va resintiendo poco a poco y van apareciendo patógenos, hasta que aparecen diarreas, espasmos y dolor de estómago. **Un único trauma emocional intenso puede no sólo desorganizar el medio intestinal, sino provocar lesiones de la mucosa, consecutiva a una subida demasiado importante de cortisol.** La primera función del cortisol, en caso de estrés, es mantener el equilibrio normal del metabolismo. Sin embargo, en episodios de estrés recurrente e intenso, **el cortisol secretado en exceso provoca inconvenientes:**

- **Disminución de las defensas inmunitarias** (atrofia del timo, de bazo, de los ganglios linfáticos).
- **Aumento de la acidez del pH intestinal** con destrucción del ecosistema (flora bacteriana).
- **Destrucción de proteínas** en las mucosas digestivas y de los músculos, con riesgo de lesión espontánea en el intestino.
- **Retraso en la cicatrización** del tejido conjuntivo y de las llagas en general.
- **Elevación de la presión arterial** por el hecho de la constricción de los vasos.

De este modo, el estrés puede bastar para desequilibrar gravemente el medio intestinal y favorecer las enfermedades autoinmunes.

El estrés es el primer factor de acidificación del pH que debe ser, normalmente, de 7,4; si pasa a 7,38 ya es el caos. El medio intestinal se desestructura entonces y a esto se añade, muy a menudo, un trastorno del sueño y un exceso de toxinas en el organismo que no pueden ser eliminadas por el **sistema parasimpático, que desintoxica el cuerpo durante el sueño. Por eso, la primera orina de la mañana es tan ácida.** Los estados inflamatorios se inscriben en la lógica de dicha intoxicación y el primer tejido que se inflamará será la mucosa intestinal.

Es sabido que el estrés favorece la producción de cortisol e inhibe la serotonina, hormona del bienestar, de acción relajante. Además, la serotonina presenta el interés de ser vasodilatadora. El déficit en serotonina conduce, pues, a una vasoconstricción (hipertensión por estrés). Las mucosas intestinales, fuertemente vascularizadas, se ven limitadas en su capacidad para asimilar nutrientes. Dicha circunstancia favorece estados anémicos y otras deficiencias tisulares.

Aunque el estrés no es el objetivo central de este libro, su incidencia sobre la salud es tal que me voy a permitir dar algún consejo:

— Una grave noticia recibida brutalmente desencadena una dolencia autoinmune. **Cuando tenemos que dar una muy mala noticia a alguien, hay que hacerlo con suavidad y paulatinamente, no de sopetón** y prever una fase intermedia de acomodación antes de desenmascarar la cruda realidad, si es dura de tragar.
— En el plano mental, **es legítimo amar nuestro yo interior que representa nuestra personalidad íntima y única** y nos permite desplegar nuestra originalidad y creatividad. Porque es lo que nos diferencia de los demás lo que nos engrandece y lo que enriquece la sociedad.
— Esforzarse en **encontrar la belleza** que hay en todas partes, cada día, **manteniendo la confianza en lo que sabemos que es bueno** es un factor de equilibrio.
— Finalmente, **actuar para bien y sentirse, así, realizado en esta vida** es una garantía de paz interior.

De tales conductas no puede esperarse nada malo, sino que favorezcan nuestro estado general, una buena función nerviosa parasimpática y, por lo tanto, intestinal.

Algunas técnicas de relajación

Practicar ejercicios de respiración tres veces consecutivas, respirando **lentamente, profundamente y en silencio.** La práctica de un deporte no sólo es necesaria para mejorar la tonicidad de la banda abdominal que sostiene la función intestinal, sino que además una oxigenación acelerada estimula la producción de endorfinas, hormonas particularmente calmantes.

— Tomar baños decontractantes añadiéndole al agua un litro de tisana de manzanilla y melisa. Otro medio simple y eficaz para descontraer la zona intestinal consiste en pasarse la alcachofa de la ducha por la zona genital y anal, con agua fría y caliente alternativamente; se practica sin dificultad y se soporta bien el agua fría en esa zona, consiguiendo un bienestar inmediato. Además, este método da buenos resultados en caso de hemorroides.

— Tumbarse en **calma total colocando la palma de la mano abierta en el ombligo,** esperando a sentir el calor que desprende la propia mano.

— En la mesa, **tomarse el tiempo necesario** para saborear lo que se come, en un clima agradable y alegre. Las comidas no deben ser nunca el momento de poner los puntos sobre las íes, sino unos instantes de placer y de estar con quienes queremos.

Ahora unas palabras sobre los remedios naturales contra el estrés: no se trata de anestesiar el sistema nervioso, sino de reforzarlo con omega 3, calcio, magnesio, zinc y una buena asimilación de éstos.

En caso de espasmos intestinales dolorosos, se empleará agua de melisa por vía oral, de 1 a 2 cucharaditas en un poco de agua. Y como tratamiento cotidiano, melisa y genciana en cápsulas, 2 o 3 mañana y noche.

Como el sueño es tan importante para asegurar un buen metabolismo, aconsejo *Rhodiola Rosea* con *Escholtzia,* 1 cápsula cada 17 horas y una de ellas al acostarse.

Factores alimentarios:
aliar razón y placer

La alimentación representa, como todos sabemos, **una necesidad que debe reagrupar elementos vitales: vitaminas, enzimas exógenas, ácidos grasos, proteínas y glúcidos lentos.**

Mi propuesta consiste en favorecer el respeto por las necesidades vitales, eliminando los alimentos nocivos y asegurando el placer por comer. **La gastronomía, en sí misma, es un garante de la buena digestión;** lo que entra por los ojos, por el olfato y por el gusto, permite una mejor producción de enzimas digestivas.

Los elementos vitales deben ser consumidos en cada ingesta porque hay sinergia entre ellos. Se pueden observar algunas reglas para ayudar a la digestión. Sabiendo que **una comida no digerida no es neutra en el circuito intestinal,** las precauciones alimentarias para evitar las fermentaciones largas y las putrefacciones son:

– **No picar entre horas** para evitar el desgaste enzimático y la usura precoz del sistema digestivo, así como el envejecimiento de todo el estado general.
– **Priorizar la fruta cruda fuera de las comidas o al principio de éstas.** La fruta es excelente para la salud, pero suele ser ácida, y cuando se asocian a glúcidos lentos propios de las comidas (arroz, patatas, pan, etc.) los hacen fermentar provocando gases, hinchazón e incluso el bloqueo de la digestión. **La fruta debe consumirse antes de las comidas o entre una comida y otra.** Si se toma fruta de manera aislada se digiere perfectamente.

La acidez de la fruta desaparece con la cocción: la fruta cocida, al horno, en compota, es favorable para el tránsito intestinal y es interesante como postre.

En cuanto a **los alimentos crudos,** se aconsejan vivamente por sus aportes nutricionales (vitaminas, enzimas, fibras, antioxidantes…). Pero en las patologías del intestino (salvo en el estreñimiento), **deben evitarse durante las primeras semanas de tratamiento, a fin de no comprometer la normalización del sistema intestinal.** Cuando el intestino está curado, se puede ir reintroduciendo la alimentación cruda; su digestión nos indicará el nivel de éxito del tratamiento. Como el aporte de vitaminas es indispensable para la salud, aconsejo la **toma de polen, 1 cucharada sopera al día**, bebiendo bastante agua y, eventualmente, con un poco de zumo de naranja. Este maravilloso producto de las abejas presenta la ventaja de calmar los intestinos, aportando vitaminas, aminoácidos, enzimas… Hay polen lactofermentado en cápsulas, que potencia sus propiedades y es más agradable para los que detestan las texturas harinosas.

A propósito de la dieta crudívora, no puedo sino aprobar esta vía que atrae la atención hacia las ventajas de los alimentos crudos. Pero hay que tener en cuenta que la humanidad lleva unos 450.000 años cocinando sus alimentos, lo cual ha modificado nuestro sistema digestivo. No podemos regresar milagrosamente a una generación ancestral que se alimentaba en crudo, **nuestros intestinos no están ya preparados para** una alimentación excesivamente rica en fibra y celulosa **porque ya no producimos tantas enzimas celulasas y los gases ocasionarían serios problemas de inflamación del colon, corrientes entre los crudívoros.**

En cuanto al gluten, como ya hemos visto, tiene gravísimas consecuencias para los intolerantes y es necesario identificarlo en ese caso. No obstante, recuerdo que la intolerancia al gluten afecta a un **3 por 100 de la población, que debe evitar a toda costa los siguientes alimentos:** trigo, cebada, centeno, espelta, kamut. Para el 97 por 100 restante, estos mismos alimentos pueden ocasionar desarreglos, fermentaciones con reflujos ácidos, aunque sin el dramático carácter de los intolerantes severos.

El gluten tiene el nombre que mejor le va, dado que aglutina alimentos y permite al pan fermentar. En los intestinos, el glu-

ten continúa su efecto de cola favoreciendo la adhesión de las heces en las vellosidades intestinales, atascando los sistemas sanguíneo, linfático y tisular. Para los occidentales, el consumo de gluten es cotidiano, particularmente en forma de pan blanco o biscotes, recargados de gluten, sin contar con la pasta, que no es más que un plato de pegamento. Esta contribución regular al desarreglo intestinal podría ser reemplazado por pan integral bío, pan de espelta o de kamut (que tienen poco gluten), pasta de kamut o de arroz y pasta sin gluten.

Evidentemente, todas las fuentes de azúcares lentos sin gluten son excelentes: el arroz, el maíz (salvo para los intolerantes), la mandioca, la quinoa, el alforfón, la patata, las lentejas, los guisantes, los garbanzos, los copos de avena (que contienen un tipo de gluten, la avenina, muy digestivo, no como el trigo, la cebada o el centeno, cuyo gluten es la gliadina).

Hay un buen número de enfermedades intestinales que requieren de triturar legumbres y cereales para facilitar su digestión. Cuando la mucosa intestinal es muy frágil, se evitará la fibra hasta el restablecimiento de ésta.

En cuanto a la leche de vaca y todos sus derivados, los occidentales también tenemos un problema, porque se toman continuamente y forman parte de los hábitos alimentarios más elementales. Sin embargo, hay que meterse en la cabeza que los lácteos son los mejores elementos para destrozar el sistema digestivo y acabar con el ecosistema intestinal. La caseína, que es la proteína de la leche de vaca, es muy grande, y nuestras enzimas se las ven y se las desean para digerirla; cuando no se puede romper por nuestras enzimas, fermenta y se pudre dentro de nuestros intestinos, junto con todo el bolo alimenticio con el que se mezcla.

La lactosa, que es el azúcar de la leche de vaca, ocasiona serias intolerancias en el 7 por 100 de la población en occidente. Esta intolerancia puede manifestarse en la más tierna infancia y es **responsable de muchas alergias que no sabemos de dónde salen,**

de problemas intestinales con diarreas, problemas ORL y respiratorios, así como dolores articulares. Otro inconveniente de la leche de vaca es **la oseína,** que es la **trama mineral de la leche** necesaria para el crecimiento «del becerro», no del humano, **y resulta inasimilable por las personas.** Provoca calcificaciones anárquicas (a menudo en las mamas), placas de ateroma, formaciones quísticas y artrosis, por culpa de los depósitos de oseína sobre los tejidos cartilaginosos, volviéndolos duros y haciendo que pierdan plasticidad y resistencia. **La leche de vaca,** pues, **no puede ser nunca buena contra la osteoporosis, porque su trama mineral es inasimilable por el ser humano.**

Finalmente, los ácidos grasos insaturados estarían más presentes en la leche de vaca si las pobres vacas fueran alimentadas con pasto natural del monte y no con piensos. **La pasteurización, flagelo de la sociedad industrial,** destruye las grasas insaturadas de la leche fresca y las transforma en grasas saturadas, factor de obstrucción hepático-intestinal, creadoras de depósitos de colesterol y de formaciones de quistes. **Ciertos productos lácteos pueden ser aconsejables, en su justa medida: la mantequilla fresca (no pasteurizada)** presenta propiedades colagogas (que favorece la evacuación de bilis) y contiene un 6 por 100 de grasas insaturadas, sin problemas de depósitos de colesterol; el ácido butírico, presente en la mantequilla fresca, es un buen reparador de los colonocitos (células del colon) y puede formar parte de un tratamiento contra el cáncer de colon. En esas condiciones, su aporte de vitaminas A y D favorecen la estructuración de los tejidos y la solidez de los huesos. La crema de leche no pasteurizada tiene propiedades parecidas a las de la mantequilla fresca; se trata de productos lactofermentados cuyo desarrollo enzimático permite la división de las moléculas proteicas y lípidas, de forma que la lactosa puede dividirse en galactosa. Algunos yogures y el queso fresco pueden ser recomendables. Todos estos productos aportan buenas bacterias como: *Streptococcus crémoris, Streptolactis, Strepto thermóphilus;* lactobacilos como: *L. búlgarus, L. acidóphilus* *y L. helvéticus.* A pesar de estas propiedades benéficas para el 80 por 100 de la gente, el 20 por 100 restante puede verse incapaz de digerirlos porque la transformación del ácido butírico produce severas inflamaciones. Por tanto, hay que hacer una pequeña prueba antes de tomar estos productos indiscriminadamente.

- **El yogur** (incluso el de leche de vaca) **es el más antiguo de los probióticos,** aporta buenas bacterias y siembra la flora saprófita. La bacteriocina, presente en el yogur, tiene propiedades antiinfecciosas en la zona intestinal. Cuanto más fresco es el yogur, más ricos son en bacterias. Conforme pasa el tiempo, las bacterias se vuelven acidificantes, por eso recomiendo tomarlos muy frescos. La solución es hacerlos en casa.
- **El queso fresco** tiene las mismas propiedades del yogur, pero hay que consumirlo antes, en unos 5 o 6 días tras su elaboración.
- **Los quesos de cabra y de oveja** son mucho más digestivos que los de vaca, su caseína es idéntica a la de la leche humana y, por tanto, está adaptada a nuestras capacidades enzimáticas. Precisemos, de todos modos, que se trata de una especie de golosina que podemos tomar de vez en cuando, no se trata de un alimento indispensable y no hay que tomarlo diariamente.

   Entre los quesos de vaca, podemos recomendar el comté por su digestibilidad, rico en ácido propiónico (concentrado de ácido láctico), en gas carbónico, en ácido acético y en *B. linens,* que divide las proteínas en peptonas.

La carencia de fibras

La falta de fibra forma parte de la moderna alimentación rápida, con los bocatas, las *pizzas,* los bikinis y demás *fast foods.* Es, por tanto, una carencia frecuente, alternada con comidas más «normales» los fines de semana, que no bastan para recuperar el tránsito.

El estreñimiento es la consecuencia lógica de esta «alimentación taponadora» con su acumulación de bacterias patógenas que favorecen la inflamación de las mucosas. Así, tras meses de malos hábitos, incluso años de ausencia de fibras, el medio intestinal fluctúa entre el estreñimiento y la diarrea, con gases, tensiones, espasmos y dolores.

La fibra aumenta la elasticidad de las heces manteniendo su contenido en agua. Se distinguen dos categorías de fibras: **las fibras solubles y las fibras insolubles.**

Las fibras insolubles sólo se digieren parcialmente por las enzimas y la flora microbiana, retienen grandes cantidades de agua y producen largas fermentaciones.

Se aconsejan en caso de estreñimiento en forma de pan de afrecho, y las encontramos principalmente en los cereales integrales. No soluciona el estreñimiento, aunque lo alivia un poco, pero no es nada digestivo y produce gases e hinchazones.

Cabe señalar que las harinas obtenidas tras la abrasión con molino de piedra son más digestivas que las producidas industrialmente por triturado metálico.

La solución al estreñimiento consiste en consumir fibras solubles, cuya propiedad consiste en desarrollar geles fermentados –fibras que favorecen la viscosidad de las heces–. Encontramos estas fibras solubles en: **verduras, fruta, algunas leguminosas y ciertos cereales;** contribuyen a disminuir la absorción de azúcares y grasas, así que son interesantes en caso de sobrepeso o diabetes. La fruta y la verdura favorecen la flora de fermentación, mientras que las carnes favorecen la flora de putrefacción.

Los alimentos mejor ubicados en la categoría de fibras solubles son: **judías verdes, avena, higos secos, zanahorias, berros, lentejas, arándanos, uvas y pasas, membrillo y quinoa.** El centeno y el trigo también contienen fibras solubles, pero su contenido en fibras insolubles es tan alto que frenan la digestión y favorecen los gases y las fermentaciones. Si, encima, tenemos en cuenta el gluten, no compensan para nada. Aconsejo comer carne con verdura cruda o cocida para, así, neutralizar el efecto ácido de la carne y favorecer la eliminación del ácido úrico que contiene.

Hay otras fibras de gran interés, como los **FOS (fructo-oligo-sacáridos)** como la **inulina** que encontramos en **cebollas, espárragos, salsifíes, puerros, tomates, alcachofas, avena, plátano, tupinambo y leche de mujer.** La campeona absoluta es, sin embargo, **la achicoria,** sobre todo en grano porque, además de las propiedades prebióticas y bifidógenas de la inulina que contiene –que facilita la absorción del calcio– merece el nombre de «madre de todos los benéficos».

En comercios dietéticos y especializados podemos encontrar bolsitas de inulina extraída de la raíz de achicoria, cuyo interés prebiótico (que desarrolla nuestras propias bacterias benéficas) es más alto que los probióticos (que aportan buenas bacterias). Eso se explica porque el desarrollo de nuestras propias bacterias será siempre superior al aporte de exógenos, que tienen más dificultad en implantarse. Las buenas bacterias siempre son mejores si son nuestras, y los FOS representan un tratamiento para futuros desequilibrios de la flora intestinal.

Una alimentación adaptada a nuestras necesidades vitales

Se trata de una alimentación que construye nuestros tejidos sin provocar ningún desorden durante la digestión. Escogeremos:

En el desayuno:
- fruta cruda (salvo en intestinos frágiles, donde habrá que esperar a la recuperación).
- pan de kamut o de espelta, integral (salvo intolerancia al gluten, *véase* capítulo 3), o galletas de alforfón, de arroz o copos de qui-

noa, arroz o mijo, mantequilla fresca no pasteurizada y un yogur con azúcar integral.

– bebida caliente como té verde (antioxidante) rooibos (antioxidante y antiestrés) o achicoria rica en fibra inulina.

El té normal, el tradicional, comúnmente utilizado, contiene de un 2 a un 3 por 100 de cafeína y el café descafeinado contiene del 1 al 2 por 100 de este excitante, que se añaden a nuestro estrés personal.

En el almuerzo:
1. **Crudités de todo tipo (salvo si los intestinos están inflamados).** Esperando a la recuperación, se puede tomar zumo de verduras lactofermentado, por su aporte en vitaminas y enzimas. Las crudités se aliñarán con aceite de oliva o de nuez o de soja, por la asociación de ácidos grasos mono y polinsaturados complementarios; también podremos usar vinagre de sidra bío, no pasteurizado, por su contenido en enzimas; también sal gris rica en oligoelementos y yodo.

2. **Las proteínas** estarán presentes en forma de **huevos, (dos huevos al día cubren las necesidades proteicas de la jornada).** Los huevos son la mejor fuente de proteínas, mejor que la carne o el pescado. Cuando las gallinas corretean, picotean hierbas y sus huevos contienen omega 3. Consumiendo huevos al plato,[1] duros o pasados por agua, se preservan las grasas insaturadas de la yema. En esos casos, se pueden tomar hasta 25 huevos a la sema-

---

1. La autora se refiere a los huevos al plato de estilo francés, hechos en una sartén con tapa, con muy poco aceite y a fuego lento. Sin ningún otro aditivo. *(N. de la T.)*

na sin miedo al colesterol. También resultan pobres en ácido úrico. Sin embargo, algunas personas son intolerantes a los huevos (en general sienten asco por ellos).

En cuanto a las proteínas cárnicas, las aves son muy digestivas en el orden siguiente: pintada, pato, oca, pavo y pollo, cuyas materias grasas se mantienen estables durante la cocción; la carne de ave en conserva y la confitada son de gran interés. Esta fuente de proteínas es superior a la carne de cerdo y de ternera, cuyo consumo excesivo aporta gran cantidad de grasas saturadas que favorecen la rigidez de las membranas celulares y de los tejidos.

La mucosa intestinal en los grandes comedores de carne se endurece y presenta riesgos de lesión, como se observa en la rectocolitis hemorrágica. Otro inconveniente ligado al sobreconsumo de carne es que, durante su digestión, producimos amoníaco. Conocemos la carga aromática del amoníaco que, en exceso, asfixia los tejidos en primer lugar, luego las células de la mucosa intestinal. Este factor explica la propensión de los carnívoros a desarrollar cáncer de intestino.

La carne de cordero, si se le retira la grasa, presenta la ventaja de contener mucha carnitina, aminoácido que regula los depósitos de lípidos.

Las condiciones de vida de los animales de consumo tienen mucha influencia en la calidad de sus carnes. El estrés, la promiscuidad, la sobremedicación, la alimentación OGM, envenenan las pobres bestias que luego nos comemos.

Actualmente, el 50 por 100 de la producción de antibióticos se emplean para la crianza de cerdos ¡a los que se obliga a vivir en cubículos! Estas condiciones de vida tan miserables deberían prohibirse por piedad de estos pobres animales, por nuestra propia salud y por la protección del medio, que cada día está más contaminado, particularmente las capas freáticas de los suelos.

Para que eso cambie podemos militar en asociaciones competentes como la PMAF (Protección Mundial de los Animales de Granja @pmaf.org).

El pescado representa la tercera categoría de proteínas. Hay una serie de investigadores locos que se dedican a preparar pescado OGM de rápida maduración para lanzarlos al mar. ¡Ya tenemos otra catástrofe a la vista!

El pescado graso ha sido, hasta ahora, vivamente aconsejado por su aporte de omega 3 con largas cadenas estructurantes para todas nuestras células, para los tejidos nerviosos, cardiovasculares, así como para la mucosa intestinal. He aquí la inconsecuencia humana, a veces criminal, que nos impone dejar de consumir pescado graso. Éste está contaminado por grasas industriales PCB (bifenilos policlorados), vertidas a los ríos; el PCB es lipófilo (se adhiere a otras grasas), muy cancerígeno y desestructurante para el cerebro; una vez ingerido, el organismo no sabe cómo deshacerse de él. Encontramos PCB en el pescado graso mediterráneo y en los océanos. Según una emisión ecológica televisada, las anguilas de Bouches-du-Rhône son cancerosas por este tema.

Es preferible consumir pescado blanco: bacalao, merluza, pescadilla lota… Si puede ser, ecológico.

Los productos lácteos son la cuarta fuente de proteínas. Cuando se trata de leche de vaca, sólo pueden contemplarse los productos frescos no pasteurizados y lactofermentados, porque son un poco más digestos y benefician el desarrollo enzimático porque esos alimentos ya están predigeridos y son mejor asimilables, como hemos visto en el capítulo precedente.

Los champiñones son un buen aporte de proteínas interesantes porque no tienen grasa, pero contienen un problema: su capacidad para concentrar materias nefastas para la salud (radiactividad y metales pesados).

El tofu es leche de soja cuajada y aporta buenas proteínas, desprovistas de colesterol malo. **El tempe,** que sale de las semillas de soja fermentadas, además de ser rico en proteínas, tiene hierro, calcio y vitamina B_{12}.

El seitán es un sustituto de la carne fabricado a base de gluten. Presenta todos los riesgos propios del gluten y no es nada recomendable para la salud.

Los vegetarianos sacan las proteínas de la asociación de legumbres y cereales, por ejemplo: lentejas con arroz. Si no son veganos y comen **huevos, su dieta no está falta de proteínas.** En estos casos, los problemas intestinales suelen venirles del amplio consumo de quesos. Pero, en general, la alimentación vegetariana, no vegana, es una actitud que da buenos resultados para la salud. Por el contrario, **los veganos, corren grandes riesgos** por sus carencias en proteínas, hierro, cobalto, calcio y vitamina B_{12}.

3. **Los glúcidos lentos** forman parte integrante de una comida equilibrada porque aseguran un aporte energético regular, repartido en varias horas. Podríamos decir que son el carbón de nuestra locomotora. **Sin ellos nos arriesgaríamos a la falta de glucosa, tanto en el ámbito cerebral como muscular, con sensación de mareos y náuseas por hipoglucemia.** La necesidad de azúcar se hace muy presente y nos obliga a caer en la alimentación azucarada. Es preferible consumir, por la mañana, tarde y noche, glúcidos lentos, en cada ingesta, para asegurar la regularidad de la energía. Los azúcares lentos más digestos son los que contienen menos gluten; la reducción del gluten en cualquier dieta es siempre favorablemente percibida por el organismo.

4. **Los azúcares blancos, refinados, la remolacha y la caña de azúcar, así como todos los productos azucarados, vuelven ácido el pH intestinal,** destruyendo las bacterias y la flora y favoreciendo la micosis y la parasitosis. Hay que reducirlos e incluso eliminarlos totalmente de la dieta, sustituyéndolos por azúcares lentos y preferir el azúcar integral, rico en minerales y oligo-

elementos, cuyas propiedades remineralizantes han sido científicamente demostradas. esos mismos oligoelementos son útiles para la multiplicación de las bacterias beneficiosas de nuestra flora.

A propósito de la verdura y la fruta cruda, tienen la propiedad de ser ácida (el tomate está dentro de esta categoría). **Su acidez provoca una reacción química con los azúcares lentos, con gases e hinchazones; en ese caso es preferible disociar la fruta de las ingestas principales,** nada de fruta como postre. Por ejemplo: una mandarina como postre, después de haber comido arroz o patatas, bloqueará la digestión de éstos, y si además hemos comido pan… La fruta cruda es muy saludable por su aporte en vitaminas, enzimas y por su poder antioxidante, pero es preferible consumirla sola, entre comidas o antes de las comidas.

Si se hacen postres con la fruta, las compotas les hacen perder acidez. Los frutos secos pueden tomarse siempre y en cualquier momento, así como ciertos yogures.

Las personas estreñidas pueden seguir perfectamente estos menús. **Para los que presentan estados inflamatorios precolíticos o colíticos, habrá que evitar la fruta y la verdura cruda y la fibra gruesa durante las primeras semanas.** Se irán reintegrando cuando los intestinos se normalicen.

Ejemplos de menús

ALMUERZO	

Ensalada de berros + endivias
Huevos al plato con perejil
Arroz + hinojo y tomate
	Zanahoria rallada +
	  olivas + cebolla
	Filete de pescado
	  asado o al vapor
	Manzanas al vapor +
	  espinacas

Ensalada de col china + pimiento rojo +
  cebolla
Filete de pollo
Quinoa con salsa tamari
	Remolacha cruda
	  rallada + ajo y perejil
	Salmonetes al horno
	  con laurel + cebolla,
	  cebollino y tomates
	Puré de guisantes

Ensalada verde con tomates Tofu asado con hierbas Arroz integral con salsa de soja y calabacín con ajo	Gazpacho Pato con olivas Manzanas al vapor

CENA	

Sopa de verdura
Crudités
Tortas de alforfón
Manzanas al horno
	Crudités o fruta fresca
	Calabacines con
	  patatas cocidas
	1 huevo pasado por
	  agua
	Yogur con azúcar
	  moreno

Los desastres del cloro, de los nitratos, del alcohol, del café y de los medicamentos en los intestinos

- **El café: la cafeína excita el sistema nervioso central, aumenta el ritmo cardíaco, favorece la taquicardia** e interviene sobre el estado de ánimo **provocando aumento de la ansiedad e hipertensión nerviosa.** La tasa de cafeína es del 2,2 por 100 para los cafés robusta y del 1,2 por 100 para los arábica. El café poco tostado y el café descafeinado son las mejores opciones para los amantes del café.

  Los enfermos de gastritis, de úlcera estomacal, los epilépticos, los hepáticos (en los que el café favorece el colesterol) deberían orientarse hacia el descafeinado y, si es posible, hacia otros tipos de bebidas. Hay hierbas de excelente sabor que favorecen la digestión, como el té ayurvédico, las infusiones de anís estrellado, de regaliz de menta, de rooibos, etc.

- **El nitrato:** en estado natural, está presente en todas las plantas y contribuye a su crecimiento. Es el exceso debido al añadido de nitratos en la agricultura y las salazones lo que debe preocuparnos. En ciertos quesos, conservas de carne y de charcutería, se usa el nitrato como sal por su poder antibotulínico. **Su unión con las proteínas se llama nitrosamina y es de carácter cancerígeno para el sistema digestivo, particularmente en el estómago y de intestino delgado.** Ahora bien, ingerimos de **200 a 300 veces la dosis normal ¡por año!**

  Ampliamente utilizado en la agricultura de huerta, el nitrato pasa a las capas freáticas… La agricultura ecológica es la única solución.

- **El cloro:** es un decapante de la flora. Se utiliza en el agua corriente como aséptico, pero el cloro no distingue entre bacterias buenas y malas y **contribuye, así, a destruir la flora digestiva.**

Debe evitarse en caso de inflamación intestinal, y en todo lo posible, a modo preventivo, sobre todo en los bebés.

– **El alcohol:** afecta al hígado y a la porosidad intestinal. El consumo excesivo de alcohol provoca **la acumulación de acetaldehído, elemento muy hepatotóxico, que empieza destruyendo el hígado y acaba extendiendo sus degradaciones a todas las células, sobre todo las del cerebro. Éste puede sufrir un encogimiento significativo.** Esta situación se acompaña de una fuerte producción de radicales libres. Las mucosas digestivas, del estómago y los intestinos, se ven agredidas por el etanol del alcohol y sus consecuencias son las gastritis alcohólicas en el estómago, así como la alteración de las funciones de asimilación del intestino delgado, con porosidad intestinal. Las toxinas no pueden ser retenidas por la barrera intestinal y pasan a la sangre, agravando el agotamiento hepático.

En un alcohólico, es necesario corregir el déficit de vitamina B, de hierro y de zinc, para corregir el tejido hepático, con plantas como el *Desmodium*, el *Chrysantellum americanum,* cardo mariano…, así como el medio intestinal, como veremos en el capítulo «Terapias naturales para los intestinos».

Los buenos principios dietéticos

1. Plantea las comidas no alrededor de la carne, sino de los azúcares lentos (cereales y legumbres) que nos aseguran energía durante varias horas; limita el consumo de carne a de 0,8 a 1 gr/día por kilo corporal y busca otras fuentes de proteínas.
2. Respeta la relación de tres tercios en el almuerzo: 1/3 de proteínas, 1/3 de verduras crudas, 1/3 de azúcares lentos.
3. Por las noches, nada de proteínas animales, evitando así la acidosis nocturna para pasar mejores noches.

4. Consume, en cada ingesta, fruta y verdura lo más fresca posible para aprovechar sus vitaminas, enzimas y limitar la acidez del bolo alimenticio.

5. Prepara frecuentemente compotas cuya acción antiácida te ayudará a digerir rápidamente; además, completan agradablemente una comida.

6. Consume todos los productos bío que puedas por respeto a tu propia naturaleza, a fin de beneficiarte de todas sus vitaminas y oligoelementos, evitando pesticidas, aditivos, OGM y todo aquello que nos contamine a nosotros y al planeta.

7. Mastica lentamente y reduce los alimentos a puré antes de tragarlos, facilitando así su digestión. Para ello, cuenta al menos veinte masticaciones por cada bocado y deja el tenedor en el plato mientras masticas.

8. Bebe mientras comes, agua, por su puesto, que ayudará a ablandar los alimentos facilitando su digestión. También puedes beber un poco de vino tinto, máximo un vaso por comida, por su acción estimulante digestiva (producción de gastrina), y por su acción favorable sobre la circulación sanguínea.

9. Evita el azúcar blanco y la fructosa, que ralentizan las funciones circulatorias, hepatobiliares, pancreáticas y que, por acidosis, favorecen la desmineralización de nuestros tejidos (nervios, dientes, huesos). Enorgullécete de educar a tus hijos sin ese falso amigo que los encadenará de por vida y los conducirá a otras adicciones.

10. Toma platos simples a base de buenos productos. Contempla la alimentación bajo el ángulo de productos artesanales, lejos de una alimentación industrial bellamente embalada, orientándote hacia una verdadera nutrición.

11. Come en un clima sereno. Evita las contrariedades, los enfrentamientos en la mesa y las conversaciones tensas que crispan el sistema digestivo. Al contrario, favorece un clima lige-

ro, relajado, incluso humorístico, a fin de descontraer el sistema digestivo.

12. Cuida la presentación de los alimentos y saboréalos. Los platos deben ser apetitosos para salivar y producir, de este modo, más enzimas salivares, hepatobiliares, pancreáticas e intestinales que favorecen la digestión.

13. No picotees entre horas porque te arriesgas al agotamiento de los diferentes órganos digestivos (hígado, páncreas, intestinos…).

14. Espera a sentir apetito antes de comer, el apetito de verdad sale del estómago como respuesta a una señal enzimática, garante de una buena digestión.

Los medicamentos y los desarreglos intestinales

Algunos medicamentos pueden ser factores desencadenantes de desórdenes intestinales. Se trata de la **cortisona, de ciertos antiinflamatorios alopáticos o de la quimioterapia,** que agreden el medio intestinal empezando por la flora, que se inflama, fragiliza y sufre deformaciones (divertículos) o lesiones (pólipos).

Cuando estos medicamentos son indispensables, hay que practicar, paralelamente, un tratamiento de restauración de la flora y la mucosa, hasta su total normalización.

Los antibióticos representan el grupo de moléculas más rápidamente desestructurante para la flora intestinal, dado que no son selectivos y destruyen todo lo que encuentran vivo a su paso, sean agentes patógenos o no. En el 30 por 100 de los casos, tras la toma de antibióticos, aparecen micosis *(Candida albicans).*

Actualmente y por fortuna, la gente se va concienciando de este problema, entienden la peligrosidad del abuso de antibióticos y saben que las bacterias mutan para resistirse a ellos. Deberíamos pensar en los destrozos que ocasionan en la flora y la mucosa intestinal.

Tras la toma «justificada» de antibióticos habría que seguir, sistemáticamente, un tratamiento de recuperación de la flora con prebióticos y probióticos (como se indica en el capítulo «Terapias naturales para los intestinos»), particularmente si el tratamiento antibiótico ha durado dos semanas o más. Se suele aconsejar la ingesta de levadura, pero yo no estoy de acuerdo con ello porque sólo favorece la instalación de micosis *(véase* capítulo 5).

La radioterapia puede, igualmente, provocar la destrucción de la flora y la mucosa. Sus secuelas deberán ser corregidas con un tratamiento reparador durante un largo período. Recordemos que la mucosa intestinal permite la producción de más del 70 por 100 de nuestros anticuerpos, los cuales son absolutamente necesarios en circunstancias de radioterapia.

El sedentarismo: otro factor de bloqueo digestivo

El peristaltismo es un movimiento interno del tracto digestivo que permite la progresión del bolo alimenticio para ser digerido y evacuado. **Este movimiento es estimulado por nuestra propia movilidad, ayudado por la tonicidad de la banda abdominal.** La falta de actividad física contribuye a retener el bolo y favorecer su fermentación y putrefacción.

El estreñimiento está asociado a la falta de actividad con aparición de hemorroides, estasis venosa situada a nivel anal. Las hemorroides encuentran remedio en el ejercicio físico, con la ayuda de plantas como el castaño de Indias, el acebo, el hamamelis o la vid roja.

Estados de invalidez física: la parálisis

Es una situación que requiere de una terapia prácticamente continua, modulándose según la evolución individual del paciente. Se trata de un sedentarismo obligado que puede provocar tanto estreñimiento como una diarrea severa. En ciertos casos de lesión de la médula espinal, el reflejo de la expulsión desaparece, por eso es necesario actuar sobre la consistencia de las heces.

Por ejemplo, en caso de **estreñimiento,** se añadirán semillas de lino, de ispaghul o de *Psyllium* a alimentos húmedos (yogures, sopas, compotas…), de 1 a 3 cucharaditas de café. Tienen la propiedad de volverse gelatinosas y ablandar las heces. También se pueden incorporar **FOS (fructo-oligo-sacáridos)** como la inulina, que favorecen el crecimiento de las bifidobacterias. El sabor dulce de los FOS los convierte en sustitutivos del azúcar, sin aporte calórico alguno. La achicoria se aconseja vivamente.

Las barritas de fibras (a menudo de fruta) son también activas. Hay que empezar por ¼ de barrita e ir aumentando la cantidad hasta encontrar la posología correcta para cada individuo. En caso de estreñimiento, hay que comer mucha fruta y verdura cruda y cocida, y beber mucha agua. Se favorecerá la resistencia de la mucosa y la funcionalidad de la flora como se indica en el capítulo «Terapias naturales para los intestinos».

En este tipo de pacientes, **si aparece la diarrea,** es imprescindible purificar el medio intestinal con **arándanos,** a razón de dos cápsulas antes de cada comida. Se puede usar el **carbón como absorbente o la arcilla blanca, que se puede picar a ratos o beber disuelta en agua,** habiendo estado en remojo toda la noche. Evidentemente vigilaremos el aporte de bacterias beneficiosas y restauraremos la mucosa intestinal que, en estos casos, está muy inflamada *(véase* el capítulo «Terapias naturales para los intestinos»).

En estas situaciones, los gases y el vientre hinchado son frecuentes. Las **plantas que eviten la fermentación** serán muy útiles: **hinojo, albahaca, angélica** a razón de 2 o 3 cápsulas durante las comidas y en los momentos de molestias por gases.

En caso de dolores abdominales, se pensará en la **melisa** porque es antiespasmódica, 2 cápsulas entre las comidas si hay espasmos abdominales y 1 o 2 cucharaditas de agua de melisa disuelta en agua.

He observado con admiración el rotundo éxito de algunos métodos revolucionarios sobre la gente impedida, como los del osteópata ruso Valentin Dikul, que ha demostrado que estimulando los músculos válidos, se hace progresar al enfermo, por compensación, hacia una mayor autonomía.

Por su acción estructurante sobre la médula espinal, se pensará en el Alquilgliceroles (*véase* el capítulo «Terapias naturales para los intestinos»).

La vida es una lucha permanente para cada uno de nosotros, aunque también es una bendición, pero peor es cuando hay que enfrentarse a la vida con un impedimento. En ese caso todo se vuelve más difícil. **Sin embargo, superarse a uno mismo supone tener un espíritu de competición admirable** y hacerlo todo con autoestima y aprecio a los demás. Todo ello empuja al engrandecimiento del ser humano y empuja a la admiración del prójimo.

El sistema digestivo y el envejecimiento

«A fuerza de vivir uno se desgasta» lo cual es lógico, pero gracias a los métodos naturales podemos mejorar las funciones digestivas y, a través de ellas, la calidad de vida y su duración.

Las posibilidades de vida biológica de un ser humano se sitúan, actualmente, entre los 120 y los 150 años. Toda muerte antes de esas edades debe considerarse «accidental». El envejecimiento se debe a la acumulación de errores que bloquean el metabolismo celular e inducen a la reducción de los procesos enzimáticos en general. Con las altas temperaturas, si el cuerpo llega a los 43°, las enzimas se destruyen y la muerte es inmediata.

La capacidad de nuestro organismo para producir enzimas es capital y debe ser estimulada. En este sentido, el aporte de enzimas en forma de complementos es perfectamente válido para compensar la disminución observada en las personas mayores, tanto para asegurar la buena digestión como los diferentes equilibrios celulares.

En envejecimiento se acompaña del **aumento de radicales libres,** que forman un bucle alrededor de la célula, la oxidan y la asfixian. La célula, entonces, no está en disposición de recibir nutrientes y empieza a perder calidad tisular. **Estos mismos radicales libres pueden penetrar en la célula y modificar el ADN** provocando su mutación y, por consiguiente, aumentando el riesgo de cáncer.

La contaminación externa y la interna (hígado, intestinos), el estrés, son causas de producción de radicales libres. Normalmente, estas causas se juntan y provocan la oxidación de los lípidos y la acumulación de células muertas y residuos celulares: la lipofuscina. Esta oxidación se presenta en forma de manchas amarronadas que van apareciendo en la piel de las personas mayores y que llamamos vulgarmente «manchas de la edad».

Tres factores frenan el proceso de envejecimiento:
1. **El aporte de antioxidantes:** vitaminas C, E, provitamina A, las ubiquinonas, carotenoides, polifenoles, licopeno, zinc, selenio, cobre, y manganeso, presentes en una alimentación viva, cruda y variada.
2. **La capacidad para desintoxicarse,** de la que depende la tonicidad de los emuntorios: riñones, intestinos, piel e hígado, cuyo papel depurativo de la sangre es fundamental para conservar la buena salud y frenar el envejecimiento.
3. **La capacidad para producir enzimas reparadoras del ADN,** variablemente repartida entre la población humana. Algunos producen una enzima llamada SOD (superóxido-dismutasa) más que otros y están más protegidos contra el cáncer y el envejecimiento. La suplementación en este terreno es interesante, mediante remedios salidos de la papaya y del melón, precursor del superóxido-dismutasa.

En cuanto a la función intestinal, se observa, **con los años, una disminución de las células epiteliales, de las vellosidades y una pérdida de tonicidad de la musculatura lisa** (de la mucosa). Esto ocasiona digestiones lentas, estreñimientos frecuentes y severos, disminución de la absorción del calcio y el hierro, aumento de las úlceras de duodeno, aparición de hemorroides y divertículos, además del aumento de cáncer intestinal si no se solucionan los problemas anteriores. El duodeno debilitado, no permite la producción de la hormona secretina, que provoca la débil producción de enzimas pancreáticas; por eso las digestiones son más lentas y pesadas. Esta situación se acompaña de carencia en colecistoquinina, la bilis no se evacúa correctamente y la sequedad intestinal genera estreñimiento severo.

La restricción calórica representa el medio más seguro para desintoxicar el organismo. El hígado necesita vacaciones de vez en cuando para ser capaz de producir sus enzimas. Cuando comemos mucho o mal, las células hepáticas se agotan intentando limpiar la sangre de los elementos tóxicos. Así, la sangre que se reparte por todos nuestros órganos y tejidos es una sangre contaminada y las toxinas que contiene se depositan en cartílagos, en los pulmones, en la piel, etc. El individuo se siente entonces muy cansado, su cara aparece grisácea o amarillenta, la esclerótica también se pone amarilla. El envejecimiento tiene vía libre…

En una sociedad que empieza a comprender los perjuicios del mal comer, esta situación afecta a ocho de cada diez personas mayores. Cuántas personas acusan síntomas claros de desórdenes intestinales crónicos con piernas hinchadas, úlceras varicosas por una sangre y linfa intoxicadas, con grumos pulmonares recurrentes, bronquitis crónicas y mocos masivos en los intestinos. A esto se añade un hígado y un páncreas disminuidos por culpa de la obstrucción, y la inflamación intestinal. El colmo es que se añadan el colesterol y la diabetes.

Un día de dieta a la semana con alimentación de drenaje es preceptiva: sopa de verduras sin sal, compota de fruta sin azú-

car, durante todo el día, entraña un beneficio inmediato. Cuando esto sea posible, también se puede practicar una dieta de fruta y verdura cruda durante un día. Estas dietas deben practicarse regularmente a partir de los cincuenta años, para permitir una buena desintoxicación, dejando descansar los órganos digestivos.

Théodore Monod, el célebre naturalista que condujo muy tarde su vida hacia exploraciones en el desierto y que murió a los noventa y siete años, practicaba un día de ayuno a la semana.

Las prácticas fitoterapéuticas favorecen la digestión y la desintoxicación; se trata de:
- **Tonificar los hepatocitos** con *Desmodium, Chrysantellum americanum* y cardo mariano.
- **Favorecer la evacuación de la bilis** con alcachofa, rábano, albura de tilo…
- **Ayudar a la asimilación de los azúcares** con cromo y arándanos.
- **No olvidar el precioso omega 3 del pescado,** que es absorbido al 95 por 100 por la mucosa intestinal y aporta solidez a los tejidos.
- **Normalizar el ecosistema intestinal** como se describe en el capítulo «Terapias naturales para los intestinos».

Si la digestión no es satisfactoria, se aconseja utilizar complementos enzimáticos (piña, papaya, kiwi…) para evitar fermentaciones y putrefacciones con todas sus toxinas.

En el plano psicológico, **envejecer bien consiste en no volverse rígido,** no crisparse con una visión definitiva de uno mismo y del mundo que nos rodea. Al contrario, hay que mantenerse flexible física y mentalmente, disponible para todas las emociones, a sensaciones nuevas… **El cuerpo sigue a la mente…** Dar el mensaje de haber visto ya muchas cosas y seguir confiando en la vida.

Capítulo 8

Terapias naturales para los intestinos

El tratamiento de los problemas digestivos requiere un seguimiento, dado que los síntomas evolucionan y aportan información sobre las diferentes adaptaciones de la terapia.

Como ya he apuntado, en las tradiciones populares de mi infancia encontré ciertas claves terapéuticas para remediar los desequilibrios intestinales, tanto en bebés como en personas de toda edad. Los productos lácteos lactofermentados se contemplan como garantes de salud. En Suiza, hace un siglo, había pequeños sanatorios de suero de leche donde las celebridades de todo el mundo iban a hacerse curas bebiendo vasos de suero de leche fresca, obtenido tras cuajar la leche fresca.

Hay que diferenciar claramente entre los productos a base de leche cocida, totalmente indigestos, y los productos lactofermentados, que están vivos y cuya riqueza en enzimas y bacterias beneficiosas los convierten en aliados de la salud, salvo en caso de intolerancia.

Los yogures no causan problemas de salud si no se es intolerante, gracias a la presencia de buenas bacterias. El yogur fresco es un gran protector del medio intestinal. En Bulgaria sigue la tradición de sanatorios lácteos, de gran éxito, donde se toma yogur búlgaro y se considera un factor de longevidad. La clientela más fiel es la japonesa.

Los yogures K. phillus, vendidos en tiendas dietéticas, tienen gran interés para la salud por su proceso de fermentación, de alto poder probiótico.

El kéfir de leche obtenido a partir de fermentos que hay en el intestino del becerro, es visto como una panacea capaz de remediar todos los males del intestino y las patologías secundarias más graves, autoinmunes o degenerativas. Los fermentos se consiguen por la amistad entre las personas que lo cultivan.

El kéfir de fruta, ancestro de la gaseosa, presenta todas las ventajas de la lactofermentación.

El kombucha presenta un interés análogo pero con mayor acción estimulante del sistema inmunitario.

El suero de leche sale de la leche de vaca después de su lactofermentación y filtrado y es, según la tradición de los Alpes, un tesoro para la salud si se ingiere en las tres horas posteriores a su producción. En efecto, el suero de leche fresca es una panacea por su aporte en proteínas de alto valor biológico, de perfecta asimilación. Al cabo de pocas horas, se vuelve ácido y resulta nocivo, por lo que los laboratorios lo liofilizan. Así tiene un fácil empleo y un sabor delicioso, sin calorías. Incluso es favorable para nuestros amigos de cuatro patas que, además de disfrutar, gozan luego de un pelo brillante, signo de buena salud.

Entre las numerosas propiedades del suero de leche podemos destacar:

— la acción inhibidora de la angiotensina que **provoca la bajada de la hipertensión y disminuye la grasa almacenada** mediante la disminución de la formación de nuevos adipocitos. La diabetes también mejora gracias a la disminución de las grasas;

- acción **estructurante de las mucosas digestivas y de todos los tejidos** (músculos, piel…) gracias a la variedad y a la biodisponibilidad de las proteínas contenidas, como la lactoferrina (precursora de hierro), la lisozima, la B lactoglobulina, la lactalbúmina, los aminoácidos sulfurados, la cisteína, la glutamina y las inmunoglobulinas secretoras (particularmente protectoras de las mucosas intestinales);
- acción **antianémica** gracias al hierro, calcio, potasio, fósforo, vitaminas A, C, B_2, B_3, B_5, B_{12}, ácido fólico y biotina;
- acción **antidepresiva** por su aporte en proteínas alfa lactalbúmina que contiene L. Triptófano, precursor de la hormona serotonina (es la hormona que falta en las depresiones y crea dependencia a la comida, al azúcar, a la pérdida del sueño, a la falta de sueños)… El suero de leche mejora dichos estados significativamente. A estas propiedades, se añade la reducción en las tasas de cortisol, que son muy altas en casos de estrés.

Actuando en el plano neurológico, como en la resistencia de las mucosas intestinales, se comprende el interés del suero de leche en relación con el tema que nos ocupa.

La leche de yegua y la leche de burra

Es posible encontrarlas frescas en algunas tiendas dietéticas, pero lo normal es encontrarlas en polvo o en forma de cápsulas, principalmente.

Gracias a su aporte en proteínas de alto valor biológico, la leche de estos dos animales es interesante como leche de reemplazo de la leche materna para los bebés. Contribuyen a **construir los tejidos del bebé** y **repara los del adulto.**

Estos productos son muy útiles en la reparación de las mucosas digestivas, su asimilación es perfecta porque se asemejan muchísimo a la leche humana. Su contenido en ácidos grasos es muy interesante gracias a su 9 por 100 de omega 6 y su 20 por 100 de omega 3, estas leches presentan **un aporte de lípidos del 0,45, ideal para mejorar los estados inflamatorios y las patologías autoinmunes.** Los aportes minerales son biodisponibles: calcio, magnesio, fósforo, zinc, cobre, hierro.

Finalmente, como la leche materna, la leche de yegua y la de burra favorecen la producción de bacterias lácteas del género bífidus, necesarias para la flora del bebé. Las alergias e intolerancias son casi inexistentes con estos tipos de leche porque **estimulan la secreción de lactasa, reduciendo enormemente la intolerancia a la lactasa.** A ello se añade la ausencia de beta globulina y de caseína, de forma que los alérgicos están a salvo.

El suero de leche de yegua o de burra, como el de la leche humana, es de gran interés por su aporte en proteínas de alta asimilación. Presentan similitudes que deben conducirnos a **considerar la importancia capital de estas proteínas en la construcción y reparación celular y tisular.**

Otros componentes de la leche de yegua y de burra son:

- **lisozimas: proteínas de las que se desprenden 129 aminoácidos** que encontramos en la leche de mujer. Tiene la particularidad de ser **bactericida** (por hidrólisis de las paredes bacterianas gram+). Se destruyen con el calor (en más del 30 por 100), así que la liofilización de la leche de yegua se hace a −50º. (La leche de vaca es muy pobre en lisozima).
- **glutamina:** aminoácido no esencial que interviene en la **estructuración y reparación de los tejidos, en caso de lesión.** Favorece el tropismo intestinal (nutrición de los tejidos) y el metabolismo, así como el aumento de la inmunidad. **Es precursor del glutatión,** un antioxidante mayor.
- **arginina:** aminoácido no esencial que, como la L. glutamina, **participa en la reparación tisular** en caso de lesión. Un enfermo que no pueda producirla se sentirá gravemente debilitado. En ese caso, lo sensato es suplementarlo. En los niños condicio-

na su crecimiento, favorece la absorción de tocoferoles (vitamina E) y de los carotenos, baja las tasas de colesterol, aumenta el sistema inmunitario y favorece la cicatrización de las llagas. Es un antioxidante particularmente adaptado al estrés oxidativo.

— **lactoferrina:** es una proteína básica que favorece la asimilación del hierro. Inhibe el crecimiento de numerosas bacterias patógenas, micosis y parasitosis, desarrollando bifidobacterias como los aminoácidos citados más arriba y que se encuentran en la leche humana. En la leche de yegua y en la de burra (esta última más difícil de encontrar) encontramos un producto altamente estructurante y reparador, fácil de usar porque lo encontramos liofilizado o en cápsulas. Las condiciones de crianza de estos animales deben responder al más estricto respeto y es necesario verificarlas. Algunas granjas sobreexplotan los animales, que viven como en campos de concentración. Conviene asegurarse que la leche es bío.

Los probióticos

Del mismo modo que existen bacterias patógenas, hay otras llamadas saprófitas, que yo suelo llamar bacterias buenas o beneficiosas, las cuales colonizan nuestras mucosas internas, como la piel. **La instalación de estas bacterias en variedad y cantidad suficiente nos protege contra los agentes patógenos,** bacterias, parásitos y hongos. Tras unos cuantos años, los investigadores eméritos han tenido éxito en el desarrollo y acondicionamiento de bacterias útiles a las que se les da el nombre de **pro** (pro = para, biótico = vida).

Entre la cuarentena de especies de bacterias probióticas, que constituyen el 99 por 100 de nuestra flora, podemos citar: *Bacillus bífidus, Bífido bacterium bífidum, Bifidobacterium longum, Lactobacillus reuteri, Lactobacillus acidóphillus, Lactobacillus bulgaricus, Lactobecilles plantarum, Lactobacillus casei, Lactobacillus G. G., Lactobacillus L. B., Streptococcus thermóphillus, Saccharomyces, Boulardii, Saccharomyces cerevisiae...*

La carencia de una o más bacterias probióticas puede provocar las siguientes patologías: diarrea infantil, infección gastrointestinal, infecciones nosocomiales gastrointestinales, colitis ulcerosa, bajada inmunitaria (70 por 100 de los anticuerpos provienen de la mucosa intestinal, recordémoslo), colon irritable, infecciones por *Helicobácter pylori,* enfermedad de Crohn, eczema atópico en el niño, infecciones vaginales, etc. Los probióticos son siempre bienvenidos y su empleo se puede practicar sin riesgos, siempre que no sea en exceso. La dificultad reside en que estas bacterias no se fidelizan mucho tiempo en el intestino si la mucosa no está sana. Los probióticos son muy socorridos al principio de cualquier tratamiento cuando se requiere equilibrar con urgencia, esperando los efectos de un tratamiento reparador. Su conservación se realiza a temperatura ambiente, no refrigerada, porque el frío inhibe las bacterias.

Los prebióticos FOS y la inulina son un tratamiento de fondo porque permiten el desarrollo de bacterias benéficas propias de cada individuo. Están en la fibra de ciertos vegetales como la remolacha, el tomate, el plátano, los espárragos, el ajo, las cebollas, los salsifíes, la chucrut y la achicoria (que posee FOS inulina). Los FOS estimulan la producción de un gran número de bacterias como las bífidobacterias. Esas fibras no digeridas en el intestino delgado fermentan en el colon, provocando la producción de ácidos volátiles: ácido acético, propiónico y butírico, protector de las células del colon y capaz de degradar numerosas bacterias nocivas. Los FOS ayudan al tránsito equilibrando la consistencia de las heces. Tienen poder endulzante pero, por su aporte en fibra, se aconseja perfectamente a los diabéticos.

Los prebióticos FOS constituyen un tratamiento preventivo en todas las situaciones de desequilibrio intestinal gracias a su capacidad para producir bacterias adaptadas a cada individuo. En efecto, es preferible desarrollar bacterias personales que recibir las de un laboratorio. Actualmente encontramos productos que asocian probióticos y prebióticos FOS, que son la fórmula ideal.

Al principio del tratamiento, son previsibles desórdenes benignos en los intestinos, porque los patógenos no quieren ser desalojados. Con el tratamiento, las bacterias buenas ganan la batalla y la función digestiva se normaliza.

Los omega 3

Moléculas lípidas de cadena larga, **que participan directamente en la estructuración de las membranas celulares** asegurando la flexibilidad y permitiendo una mejor selección; por tanto, juegan un papel preponderante en los intercambios intra y extracelulares, actuando directamente en la **resistencia de los tejidos.** Para la mucosa intestinal son indiscutibles. **La forma de origen animal más interesante es la presente en el pescado graso, que presenta una estructura más larga y más constructiva.**

También los encontramos en la leche de yegua. La importancia de este lípido es tal que no hay que dudar en tomarlo como suplemento en todos los estados de «infidelidad tisular» en general (corazón, músculos, nervios, tejido conjuntivo.), como para la zona intestinal, en estados de porosidad de la mucosa, de deformaciones como divertículos o de lesión: enfermedad de Crohn, rectocolitis hemorrágica o pólipos. Hay que aportarle vitamina E para no arriesgarse a la oxidación de esta noble grasa que nuestro cuerpo no fabrica ni almacena, pero que necesita imperiosamente.

El aloe vera

Esta planta utilizada desde hace 1500 años en la medicina china también era bien conocida entre egipcios, griegos y sumerios. Se utiliza el látex amarillo de su capa externa y el gel de su interior. Sus **propiedades cicatrizantes, antiinflamatorias y analgésicas** colocan esta planta en el primer plano de los remedios para las enfermedades de la piel, como las inflamaciones, y para las lesiones de las mucosas digestivas. Su concentración de aminoácidos explica sus notables efectos cicatrizantes. El aloe vera contiene una veintena de minerales tales como el calcio, el fósforo, el hierro, el potasio, el magnesio y el silicio, que contribuyen al mantenimiento del colágeno y, por tanto, a la resistencia tisular, así como vitaminas que, en la zona intestinal, sólo pueden ayudar a la instalación de una buena flora y su renovación continua.

El ficus cárica

Es la higuera. Usamos los brotes frescos, ricos en enzimas proteolíticas (que digieren las proteínas). Esta planta es interesante por su **acción calmante sobre las irritaciones gastroduodenales.** Es un excelente remedio para gastritis, hernias de diafragma, las disfagias esofágicas y las colitis. A esto se añade la **acción sedativa** notable en caso de angustia, de depresión y de problemas psicosomáticos (frecuentes en las patologías intestinales). Preconizo 2 cápsulas antes de las comidas.

Los arándanos (azules)

Ésta es una planta muy conocida en las poblaciones de montaña. Se le debe mucho, sus hojas dan buenos resultados con la diabetes y su fruto no deja de sorprendernos. Conocemos su acción favorable sobre la microcirculación, particularmente en los ojos, se habla menos de sus fantásticos efectos neuroprotectores, que contribuyen a estimular las funciones cerebrales. Los arándanos presentan un interés mayor en el plano intestinal. Gracias a sus pigmentos azules fuertemente concentrados, los arándanos son **capaces de limpiar el tracto intestinal y urinario de bacterias patógenas.** Son las antocianinas de los arándanos, pigmentos que encontramos en frutas y verduras de color azul, violeta o rojo (saúco, arándanos, casis, berenjena, frambuesas, uvas negras, cerezas, moras…) que **fijándose en las bacterias patógenas impiden su adhesión a las mucosas.** Este medio de eliminar las bacterias nocivas es tan eficaz que los agricultores tiroleses lo incorporan al forraje del ganado para sanear sus intestinos.

Así, cuando suponemos una instalación bacteriana nefasta, como pasa en el caso del estreñimiento o en las diarreas crónicas, hay que empezar a tomar arándanos para cazar las bacterias patógenas y facilitar la instalación de bacterias benéficas. Como las infecciones intestinales suelen propagarse al aparato urinario en las mujeres (en los hombres el riesgo son las inflamaciones e infecciones prostáticas), con los arándanos tendremos la posibilidad de actuar en la zona intestinal y urinaria al mismo tiempo. Aconsejo 2 cápsulas antes de cada comida.

Cercano a los arándanos azules están los rojos, un poco más ácidos, que crecen a una altitud más elevada que los azules y que tiene mucho éxito como antiséptico de las vías intestinales y urinarias.

La melisa

Esta planta es una gran amiga del sistema digestivo, que yo utilizo, sobre todo, por sus **propiedades miorelajantes, decontractantes, espasmolíticas y relajantes de las tensiones musculares.** Por eso actúa sobre dolores de todo tipo, particularmente sobre los intestinos enfermos. Como cura preventiva, la recomiendo en cápsulas. Para una acción inmediata prefiero el agua de melisa disuelta en un poco de agua, por vía oral, aunque puede aplicarse en friega sobre el abdomen en caso de calambres intestinales. Es muy utilizada en Italia por su capacidad para distender las articulaciones inflamadas, artrósicas o los reumatismos. En Grecia se la utiliza contra la hipertensión arterial y por sus propiedades sedantes y espasmolíticas. También es **colerética (que aumenta la bilis),** fortificante gástrico, antiviral (para el herpes), antiinflamatoria e inmunoestimulante.

En mi práctica, acompaña todos los dolores intestinales. Recomiendo 2 cápsulas antes de cada comida.

El hipérico

Utilizo sus propiedades antiinflamatorias en todos los dolores e inflamaciones del intestino, en tisana normalmente, como me enseñó mi madre: un puñado de flores frescas o secas en una botella de aceite de oliva, que utilizamos cotidianamente para la alimentación.

Los antifermentantes

Son un gran recurso en caso de dolor intestinal, sobre todo cuando se trata de **disminuir gases que ocasionan espasmos en las paredes intestinales,** y que, a la larga, favorecen los divertículos.

Disponemos de diversas plantas con esta característica:

– **La angélica:** cuyas raíces secas y reducidas a polvo actúan como calmante nervioso en general. También se utilizan sus flores en tisana o sus semillas en infusión. 3 tazas al día.
– **La albahaca:** en infusión, se usan los brotes tiernos superiores y floridos, 3 tazas al día. La albahaca es también eficaz en los problemas de estómago.
– **El anís estrellado o anís verde:** con el que se hacen deliciosas tisanas que se beben frías en verano y son todo un placer.
– **El hinojo:** muy activo, se usan sus semillas secas pulverizadas por su acción antiespasmódica (en la musculatura lisa), analgésica (para los dolores) y carminativa (para eliminar gases). Las tisanas de hinojo se recomiendan en casos de diarreas y de estreñimiento.

Los complejos enzimáticos

Son muy útiles para apoyar una digestión difícil. Sabiendo que una comida no digerida ocasionará desarreglos y dolores gastrointestinales, favoreciendo fermentaciones y putrefacciones con producción de toxinas, es sensato utilizar suplementos de enzimas para **acelerar la digestión.** El hábito de tomar suplementos enzimáticos es habitual en Alemania y en Estados Unidos, sobre todo en personas mayores que producen menos enzimas.

Esos productos se obtienen a partir de la papaya, de la piña o del kiwi y son muy eficaces, activan la normalización del medio intestinal durante los tratamientos reparadores. Algunas precauciones de empleo son necesarias:

- *No tomarlas al mismo tiempo que los probióticos, que las destruyen.*
- *Considerar su acción fluidificante de la sangre y no conjugarlas con anticoagulantes.*

Los complejos enzimáticos presentan la ventaja de drenar la sangre y la linfa, como hemos visto, las enfermedades crónicas del intestino ocasionan taponamientos en la sangre y la linfa. Son excelentes antiedemas y antioxidantes. Los encontramos en las tiendas dietéticas en forma de **zumos de verdura lactofermentados,** ricos en enzimas y vitaminas, que ayudan a la digestión y son de fácil uso en la cocina. Recomiendo un vaso en las diferentes ingestas.

El própolis

Qué haríamos sin este excelente antiséptico que presenta la ventaja de ser **antibacteriano, antivírico y antimicótico.** Totalmente natural, como todo lo que se aconseja en naturopatía, esta goma que fabrican las abejas a partir de la savia de brotes (sobre todo de álamo), se usa desde la antigüedad para embalsamar momias, por su capacidad antiputrefacción.

Se utiliza cuando se sospecha que hay un foco infeccioso. El própolis es interesante por su eficacia, por su perfecta tolerancia y por su acción cicatrizante. Este último punto es útil frente a las micosis que son largas de curar y donde no podemos utilizar otros sistemas como las semillas de pomelo, que no pueden tomarse por un período largo. Aconsejo, en general, 2 cápsulas antes de cada comida.

Los aceites esenciales

Son sustancias aromáticas contenidas en algunas plantas, frutos y vegetales, a dosis variables. Son **potentes antisépticos (actúan sobre bacterias, virus y hongos).** Pero sólo pueden usarse en tratamientos de choque de 6 a 8 días; más allá pueden ser mal tolerados hepáticamente. Son muy útiles **en caso de crisis de colitis, de gastroenteritis (los viajeros deberían llevarlos siempre consigo)** o de invasión por hongos. Este tratamiento deberá ser prolongado con própolis y probióticos.

Podemos pedir en la farmacia que nos preparen una asociación antiinfecciosa del siguiente modo: aceite esencial de orégano, de menta piperita, de ajedrea, de eucalipto y de canela. Si hay gases se añadirá aceite de albahaca o de hinojo por su acción antifermentante. Este preparado en forma de cápsulas es de fácil uso: 1 cápsula 3 veces al día. También se utilizan aceites esenciales para hacer **masajes circulares en el vientre,** mezclados con aceite de almendras para facilitar su uso. Por ejemplo, aceite esencial de lavanda o de menta y melisa + aceite de almendras sobre la región hepática y vesicular o sobre todo el vientre en caso de calambres.

El extracto de semillas de pomelo

Potente antibacteriano, antivírico y antifúngico, este producto, que se anunciaba como un «milagro fitoterapéutico», es difícil de utilizar porque raramente se encuentra en forma de cápsulas. La forma líquida es superamarga y agrede los estómagos delicados.

Puede utilizarse en caso de crisis infecciosa para sorprender al organismo si hay contumacia a un primer tratamiento. Por tanto, sólo se empleará en casos de crisis infecciosa y en un corto período, prefiriendo siempre la forma de cápsula: 1 antes de cada comida.

El polen

Éste es otro producto de las abejas muy útil en los desequilibrios intestinales. Las abejas recolectan el polen de las flores, haciendo pelotitas que les sirven de alimento en los períodos hibernales, sin flores. **El polen es un fortificante completo, rico en aminoácidos, oligoelementos, vitaminas, enzimas y hormonas fácilmente asimilables.**

Este producto se sitúa **a la cabeza de los antianémicos** y es indiscutible en los cólicos que imponen a los pacientes tomar fruta y verdura cruda durante las primeras semanas.

El polen, por su concentración en vitaminas (veinte veces más que en las zanahorias) y minerales, debería ser tomado en todas las edades: los niños para el crecimiento, las personas débiles y las mayores para reforzar el organismo, para ayudar a la función intestinal y favorecer el equilibrio nervioso y el sueño. Tomado por la mañana tiene tendencia a abrir el apetito (válido para la gente muy flaca y para los niños sin apetito), así que es preferible consumirlo por la noche.

Su sabor harinoso repugna a algunas personas, pero puede consumirse con agua, zumos o tragarlo entero bebiendo agua.

El restablecimiento de la función hepática es necesario en ocho de cada diez personas que sufren de problemas intestinales. Como ya hemos visto, las masas de toxinas liberadas por el intestino a la sangre sobrecargan el hígado y lo agotan. El resultado es una sangre y una linfa intoxicadas, un hígado debilitado con hepatocitos inoperantes.

Con la fitoterapia, disponemos de un medio excelente para remediar esta situación con Desmodium, Chrysantellum americanum **y con cardo mariano** (o su extracto, al **silimarina**). **Estas tres plantas son importantes para regenerar el tejido hepático.** El hígado desempeña un papel clave en la salud y todo el estado general mejora si está bien tonificado. **La alcachofa (hojas)** presenta la ventaja de actuar **sobre el hígado como un regenerador y sobre la vesícula biliar como un drenante.** Se utiliza particularmente en caso de estreñimiento. Para cada una de estas plantas, la posología es de 2 cápsulas antes de las comidas.

El drenaje de las toxinas es otra etapa hacia la curación. Tras meses, e incluso años de intoxicación intestinal, el hígado deja de funcionar bien y la sangre y la linfa intoxicadas son la consecuencia directa.

Con la fitoterapia podemos acelerar el proceso de desintoxicación de sangre y linfa. En primer lugar se pensará en **la papaya, que actúa como un basurero sanguíneo y linfático con gran poder fluidificante y antiedema. La papaya, por su concentración en enzimas, actúa en la digestión y frena las fermentaciones intestinales. El berro** es muy interesante cuando **las intoxicaciones de la sangre provocan anemia ferropénica.** Es un buen depurativo de la sangre, rico en hierro y muy asimilable, que podría destronar algunas plantas exóticas que no tienen sus mismas propiedades ni de lejos. **El Orthosiphon es un gran drenante hepatorenal**, esta planta viene de Indonesia y representa un medio para acelerar la desintoxicación de hígado y riñones y se utiliza tanto en litiasis renales como biliares. Aconsejo 2 cápsulas antes de cada comida.

No hay que dudar en practicar el drenaje de la sangre y de la linfa durante meses, porque usualmente estamos años contaminándolas y se requieren varios meses para sanar. Esto se practica con la satisfacción de sentirse bien, más liberado cada semana, cada mes.

Los alquilgliceroles

Se trata de cuerpos grasos presentes en el hígado, el bazo, la médula espinal y los ganglios linfáticos. Sus propiedades son múltiples: **optimización inmunitaria, desintoxicación potente (metales pesados como el mercurio), normalización de la fórmula sanguínea, aumento de los glóbulos blancos, acción antiinflamatoria, antivírica, antialérgica, estructuración de las mucosas internas y de la piel.** La leche de mujer es rica en estos elementos…

Los encontramos en cantidades interesantes en las vísceras de pescado (hígado de tiburón, quimeras…). Ocupan su lugar en los tratamientos reparadores de los intestinos en todas las edades. Es, seguramente, esta carencia en los bebés no alimentados por sus madres la que explica los malos comienzos intestinales en la vida.

La cúrcuma

Es una especia que se utiliza en cocina por su coloración amarilla. En el plano de la salud, son sus **propiedades antiinflamatorias** las que nos interesan, dado que los intestinos suelen ser sede de inflamaciones. A ellas se añaden otras virtudes complementarias: **estimulación hepática, activo en caso de dispepsia** (pesadez, hinchazón tras las comidas, normalmente), acción antioxidante y antiartrítica. Es un precioso auxiliar digestivo.

El lapacho

Salido de un árbol brasileño que crece en las alturas, su corteza se utiliza en el Hospital San Andrés de São Paulo como antibiótico y antivírico. Refuerza las defensas inmunitarias y, sobre todo, **contiene hierro muy asimilable** porque ya viene metabolizado por la planta, lo cual es de gran interés en las personas que sufren problemas crónicos del intestino que, como ya hemos vito, suelen padecer anemia ferropénica.

Capítulo 9

Conclusión

La normalización del medio intestinal supone la reinstalación de una flora útil y la restauración de la mucosa. Obviamente, en el curso de un tratamiento por cólico deberá suspenderse el consumo de fruta y verdura cruda, así como cereales y legumbres, en favor de la cocción de estos alimentos, y habrá que considerar que la terapia ha llegado a su objetivo cuando se toleren fácilmente estos productos crudos, dado que representan la base de una alimentación sana.

Toda la fuerza de los tratamientos naturales reside en el hecho de que poseen una acción fisiológica (que se dirige a una funcionalidad normal) sin riesgos de efectos secundarios ni de interacción medicamentosa; por el contrario, pueden conjugarse fácilmente con la medicina alopática y con la homeopática.

Como ya hemos visto, frente a la digestión, cada uno de nosotros es original, según nuestras capacidades enzimáticas, el comportamiento psicológico, las particularidades genéticas, las preferencias alimentarias y las consecuencias de la contaminación endógena (amalgamas) o exógena (medicamentos, entorno) de cada cual. En este sentido, no puede haber un solo tratamiento único y general, sino una visión de las numerosas posibilidades de normalización que cabe adaptar para cada uno de nosotros.

En naturopatía, la búsqueda precisa de las causas es indispensable para escoger el tratamiento justo; los medios terapéuticos son innumerables, de forma que el camino natural hacia la salud es muy optimista, alentador y lleno de esperanza.

Nuestro organismo, a cualquier edad, asimila sin oposición todo lo que lo conduzca a la salud vital, con toda la fuerza de la naturaleza que nos protege y nos repara. ¡Preservémosla!

Glosario

Canal colédoco: conducto de evacuación de la bilis.

Candida albicans: levadura que evoluciona a moho; es la más extendida dc la familia de los hongos. Empieza colonizando las mucosas intestinales y acaba propagándose a todos los tejidos, hasta llegar al cerebro.

Celulasa: enzima producida en el colon, encargado de dividir las fibras y los residuos que no han podido ser digeridos en las esferas superiorcs.

Coenzima: factor de apoyo activo dc las enzimas, que juegan un papel biológico fundamental en el metabolismo intermediario.

Dopamina: sustancia amina que participa en la resistencia nerviosa y cuyo precursor, la L. Dopa, se utiliza contra el párkinson.

Endógeno: fenómeno o sustancia producida por el propio organismo.

Enzima: sustancia proteica que, en la zona digestiva, permite la división y digestión de las moléculas alimentarias. Se habla dc enzimas endógenas cuando éstas las produce el organismo, mientras que las exógenas son las aportadas por los alimentos. Las contienen, principalmente, la fruta y la verdura cruda y los productos lactofermentados.

Esclerosis por placas: enfermedad degenerativa de la mielina, sobre la que aparecen placas de desintegración. Evoluciona por brotes en alternancia con fases de remisión.

Esteatorrea: exceso de materia grasa en las heces, debido a un desarreglo del páncreas.

Exógeno: fenómeno o sustancia de origen externo.

Fagocitosis: proceso de defensa del organismo para desembarazarse de elementos juzgados agresores (microbios, células muertas, etc.). Sólo los metales pesados no pueden ser disueltos por la fagocitosis.

Fisiología: que va en sentido de la vida, que es propia de la normalidad, que es sano.

Glomerulonefritis: inflamación renal con riesgo de lesión, acompañada de hipertensión arterial, edema y albúmina en la orina. En su fase crónica, se corre el riesgo de sufrir insuficiencia renal.

Grasas insaturadas: grasas crudas (3, 6 y 9) cuyas moléculas presentan estructuras «tejidas». Aseguran la flexibilidad de las membranas celulares y la elasticidad de los tejidos.

Grasas saturadas: grasas cocidas a más de 60°, cuya estructura simple y corta provoca el endurecimiento de las membranas celulares y de los tejidos; en el ámbito cardíaco, el exceso de grasas saturadas es muy peligroso, máxime si hay falta de grasas insaturadas.

Hematíes: glóbulos rojos formados en la médula espinal que aseguran el transporte de oxígeno.

Histamina: sustancia producida en gran cantidad cuando hay alergias, y que provoca problemas como: mucosas inflamadas, lagrimeo, goteo nasal, edemas, etc.

Hormona secretina: producida en el duodeno, estimula la producción de jugos pancreáticos y de colecistoquinina, que permite la evacuación de la bilis.

Linfocitos T: glóbulos blancos que juegan un papel particular en las defensas en el organismo, dado que conservan la memoria del contacto con un antígeno hasta diez años.

Lipasa: enzima capaz de digerir las grasas.

Lupus eritematoso: enfermedad degenerativa que se manifiesta en la cara, de una parte a otra de la nariz, con forma de alas de mariposa. La forma diseminada es más grave que la forma localizada porque la patología puede instalarse en órganos tales como las articulaciones, el corazón, las vísceras, los riñones…

Macrófagos: células de gran movilidad, encargadas de fagocitar, es decir, destruir partículas tales como: deshechos celulares, cuerpos extraños, parásitos, etc.

Metabolitos: cuerpos intermedios móviles, repletos de enzimas, que permiten la digestión de los alimentos en el seno del bolo alimenticio.

Mielina: sustancia muy rica en grasa que envuelve algunas células nerviosas. Las grasas 3, 6 y 9 participan en la estructura de la mielina.

Pancreatitis: inflamación grave del páncreas que suele requerir hospitalización.

Peristaltismo: contracción del tubo digestivo que permite la progresión del bolo alimenticio.

Poliartritis: enfermedad degenerativa que evoluciona por brotes inflamatorios, tres veces más frecuente en mujeres que en hombres; la enfermedad afecta a las manos, los pies y las rodillas, que se anquilosan.

Prostaglandinas E1 o PGE1: materia grasa insaturada cuyas funciones son múltiples: antiagregante plaquetario, anticolesterol, antitrombosis, favorece la inmunidad y se opone a la proliferación de células anormales. La encontramos en el aceite de colza, de lino, de nuez, de soja, de borraja y de onagra.

Prostaglandinas E2 o PGE2: materia grasa derivada del ácido araquidónico que se encuentra en los lácteos y las carnes. Se oponen al PGE1 y son proinflamatorias, con acción endurecedora sobre las membranas celulares, de ahí los riesgos de lesión de intestinos en los grandes comedores de carne.

Propiónica, bacteria: bacteria a partir de la cual se desarrollan todas las bacterias necesarias para la función intestinal. Normalmente está presente en los bebés alimentados por sus madres… Esta bacteria se utiliza en la elaboración del queso comté, del gruyer…

Serotonina: mediador químico del sistema nervioso, producido por ciertas células del intestino y por el sistema nervioso central.

Provoca sensación de bienestar, de quietud y de saciedad; su carencia, por el contrario, provoca ansiedad, bulimia y fuerte deseo de azúcar.

Triglicéridos: lípidos de reserva que no deben pasar de 1,50 gr por litro, bajo pena de sufrir arterioesclerosis.

Referencias bibliográficas

AUBERT, C.: *Une autre assiette.* Ed. Debard, 1979.

—: *Les aliments fermentés traditionnels.* Ed. Terre Vivante, 1985.

BESSON, P.: *Me siento mal y no sé por qué: prevención, diagnosis y tratamiento de la candidiasis.* Robinbook, 2009.

FARRACHI, A. Y BARBIER, G.: *La société cancérigène.* Ed. de la Martinière, 2002.

FARRAR W. E. Y LAMBERT P. H.: *LES MALADIES INFECTIEUSES.* Medsi-McGraw Hill, 1994.

GALLIER, L.: *Le parasitisme.* Ed. Que-sais-je?, 1961.

HILLEMANS, P.: *L'appareil digestif.* Ed. Que-sais-je?, 1964.

HÖHNE, A.: *Heiltees die Wunder wirken.* Ed. Ariston Verlag, Ginebra y Múnich, 1986.

HOLKOWSKI, J.: *Les enzymes.* Ed. Que-sais-je?, 2000.

LEVY, J. (doctor): *Dictionnaire de la médecine écologique.* Ed. du Rocher, 1995.

MARTEL, J.: *Le grand dictionnaire des malaises et des maladies.* Ed. Quintessence, 2002.

MILLER, S. S.: *Symptômes et maladies.* Robert Laffont, 1986.

MOLL, R. y SCHAIN EMMERICH, U.: *Mon bébé bio.* Ed. Terre vivante, 2005.

NEU, S. (doctor) y Ransberger, K. (doctor): *Enzimas para la salud.* Mandala, 1993.

PISSAS, A.: *Le système lymphatique.* Ed. Que-sais-je?, 2000.

REICHELT, K. L.: *Autisme, schizophrénie, dépression, détection par peptidurie.* Ed. Stelor, 2002.

ROSSANT, L. (doctor) y ROSSANT-LUMBROSCO, J. (doctora): *Votre santé*. Robert Laffont, 1993.

TORTORA, G. y ANAGNOSTAKOS P. N.: *Principios de anatomía y fisiología*. 2006.

VINCENT, P.: *Le corps humain*. Ed. Vuibert, 1983.

WAGNER, E. M. (doctor) y GOLDFARB, S.: *Les super remèdes naturels pour vous guérir*. Ed. Inter, 1992.

WEIDINGER, H. J.: *Leben aus der Natur*. Ed. Ueberreuter, Viena, 1984.

WILLEM, J. P.: *Le secret des peuples sans cancer*. Ed. Dauphin, 2002. e–: *Prévenir et vaincre le cancer*. Ed. Guy Trédaniel, 2000.

Índice